MES COMBATS
POUR L'ACUPUNCTURE

Dr Jean Borsarello

Mes combats pour l'acupuncture

La médecine chinoise et ses mystères

Albin Michel

22, rue Huyghens, 75014 Paris

ISBN 2-226-06786-8

À la mémoire du médecin-général Cantoni,
À ma femme Marie-Pierre,
À mon fils Nicolas.

« Le sage montre du doigt la lune,
l'imbécile regarde le doigt. »

Introduction

L'engouement, soudain et parfois brutal, ou la passion, réfléchie, longuement mûrie, pour une cause, un métier, ou encore pour un simple objet, parfois sans valeur, ont souvent un cheminement mystérieux.

La vue d'un film, d'une photo, d'un dessin, l'écoute d'une conversation ou la lecture d'un texte sont quelquefois l'étincelle qui va allumer dans d'étranges régions de notre cerveau, si mal connu, un incendie que seul le temps saura apaiser. La cause, le métier ou l'objet ne sont pas nécessairement beaux ou louables — mais il en est d'admirables — et, mis à part les désirs violents des enfants ou les « envies » de la femme enceinte, ces embrasements peuvent durer toute une vie.

On voit alors ceux qui sont touchés par cette grâce singulière se lancer dans des entreprises — achats, collections, études — qui connaîtront des fortunes diverses, car un réel acharnement et la découverte profonde de la « vocation » et de ce qu'elle implique font bien souvent surgir des obstacles qui paraissent insurmontables. Toutefois, l'être muni d'un tel vouloir a beaucoup plus de chances de réussir que celui dont le choix n'est guidé que par des considérations de logique, d'intérêt ou de hasard.

On voit des enfants de cinq ans connaître la quasi-totalité des marques de voitures et une foule de détails sans qu'ils mesurent la rareté de telles mémorisations. Des acteurs récitent leurs rôles par cœur alors qu'ils ont quitté la scène depuis des décennies, et il y a parmi eux des cabotins que l'on a du mal à arrêter dans leur élan.

L'intelligence n'y est pour rien, j'ai connu un débile mental qui connaissait parfaitement les dates des décès de tous les gens de sa petite ville, depuis de lointaines générations !

La motivation pour une spécialité d'ordre médical naît rarement de ce genre de coup de foudre car, en principe, un pareil choix exige une étude prolongée et même une réflexion assidue appuyée sur l'expérience. Mais il y a dans les médecines étrangères à la nôtre des attraits particuliers qui modifient la durée de l'observation et la mise en œuvre des pratiques, surtout si cette nouvelle forme thérapeutique présente des côtés spectaculaires, voire « miraculeux ».

Pour peu que le praticien observateur soit de nature ardente, possède une personnalité bien assise, pour peu que le goût du combat l'anime et le force à persévérer, voilà un cas de motivation solide, on en connaît des exemples célèbres.

Ce médecin va se lancer dans une série d'études, officielles ou non, et même pratiquer parfois aux frontières de la légalité, toujours avec de grandes difficultés, et le temps montrera neuf fois sur dix que cette cause était juste.

Il faut tout de même que le but soit à la mesure des possibilités scientifiques, exempt de toutes considérations obscurantistes, guidé par un protocole sérieux, et capable d'amener à des résultats tangibles, nombreux, indiscutables. Le chercheur motivé aura alors à attendre une trentaine d'années au cours desquelles on se moquera de lui, puis les détracteurs disparaîtront, laissant place à des jeunes plus ouverts, des savants plus tolérants, qui seront intéressés pour diverses raisons, pas toujours évidentes.

La médecine chinoise est née, on le sait, il y a des millénaires, étudiée par de grands maîtres mal connus et dont les écrits, en chinois, ont été plusieurs fois traduits par des scribes aux connaissances variées.

Les meilleures traductions font état de phénomènes curieux où se mêlent, en désordre, la religion, l'ésotérisme, la tradition politique, le tout exprimé dans une sorte de langage secret destiné à empêcher le commun des mortels de le comprendre.

Si l'on ajoute à ces notions premières et rébarbatives la pensée subtile des Chinois, les idéogrammes complexes dont le sens a varié avec le temps, l'humeur de ceux qui interprètent à leur façon, on peut avoir une idée de la rareté des motivations occidentales à l'égard d'une médecine aussi tortueuse.

Pourtant, dès le XVIIIe siècle, de nombreux voyageurs, rarement médecins, rapportent de Chine des observations enthousiastes et des récits souvent précis sur la médecine des Chinois. À cette époque, l'Occident a encore bien en tête les comédies de Molière, le costume ridicule des médecins, la terrible ignorance et la morgue des praticiens du moment, ce qui encourage certains à espérer de l'Asie, et même de l'Afrique, une thérapeutique enfin efficace.

Le XIXe siècle verra, toujours à travers les voyageurs, un épanouissement de cette tendance exotique et des médecins, timidement, commenceront à piquer de-ci de-là quelques aiguilles, comme le docteur Berlioz par exemple, père du fameux compositeur.

Pendant des années, des professeurs célèbres vont même jouer — c'est l'expression convenable — avec l'acupuncture, qu'ils transformeront vite en « aiguillothérapie de salon », car, la mode aidant, il sera bon d'« aller chez l'acupuncteur » comme on allait au baquet de Messmer. Ce sera le premier assassinat de la médecine chinoise dans notre pays, littéralement perpétré par les grands noms de l'Université d'alors. Il y aura, hélas, plus tard, bien d'autres crimes dans ce domaine, nous en supportons encore aujourd'hui les conséquences. Mais, comme le dit une parabole chinoise : « Il arrive souvent, au beau milieu de l'hiver, qu'une jolie fleur sorte du manteau blanc de la neige. » Cette fleur fut, en réalité, un homme, Georges Soulié de Morant, un employé de banque devenu consul de France en Chine, qui avait eu l'occasion d'apprendre le chinois cantonais en raison d'une rencontre avec un Fils du Ciel, et qui se trouvait aussi éloigné de la pensée médicale que le Fils du Ciel de son lointain pays.

Ignorant tout de l'expérimentation stricte de Claude Bernard, le cerveau libre et avide de savoir, Soulié de Morant eut la chance de découvrir l'acupuncture, de la pratiquer, et de recevoir même, cas unique dans les annales chinoises, un véritable diplôme chinois, le seul qui fut remis à un Occidental entre 1920 et 1960 !

Rentré en France, malgré son état de non-médecin, Soulié de Morant va faire école, traitera les grands noms de la scène et de l'écran ; il aura de bons disciples médecins, qui le vénéreront. Il y aura, hélas, parmi eux un Judas qui le trahira et Soulié de Morant en mourra, frappé par une de ces maladies trop graves pour être guéries par l'acupuncture, car elles ont frappé l'esprit.

Mais les disciples, médecins, n'eurent guère plus de chance que leur maître, car ils eurent alors pour ennemis les autres confrères qui refusaient de sortir de l'ornière et de s'engager sur les chemins hasardeux de l'aventure humaine.

Pourquoi aller chercher ailleurs, en Asie ou chez les Arabes, une médecine ésotérique, moyenâgeuse, agressive, alors que nous avons chez nous une science exacte qui chemine entre deux murs incontournables, la logique cartésienne et les règles de Claude Bernard ?

Alors les disciples se replièrent dans de petites associations presque secrètes et enseignèrent à d'autres l'art complexe de la médecine chinoise, en se trompant souvent d'ailleurs, car Soulié de Morant n'avait appris en Chine qu'une petite partie de la thérapeutique extrême-orientale.

Bientôt, il fallait s'y attendre, des clans se formèrent, les uns acceptant les textes chinois récemment parvenus en France, les autres ne jurant que par Soulié de Morant ; les associations éclatèrent en sous-groupes opposés puis en une multitude de groupuscules, comme on le voit aujourd'hui dans certains partis politiques avec la gauche de l'extrême droite et le centre droit de l'extrême gauche !

Au milieu de cette débâcle qui ne pouvait qu'enterrer l'acupuncture, les jeunes élèves souffraient, ballottés d'une société à l'autre, attirés ici ou là par de véritables campagnes de publicité, souvent mensongères. La Faculté de médecine, enchantée de cet état de choses, prit ce prétexte pour refuser aux acupuncteurs l'entrée à l'Université de la médecine chinoise. Il allait falloir attendre 1990 pour que ce grand espoir se réalise, soixante-dix ans venaient de passer en pure perte !

Ce livre raconte le cheminement d'un médecin militaire qui n'a dû qu'aux circonstances et aux caprices de l'existence sa passion pour l'acupuncture.

Sans la relative pauvreté de ses parents, son passage de vingt-cinq années dans l'armée de l'air qui l'envoya sous toutes les latitudes, sa connaissance de quelques langues étrangères et un assez mauvais caractère qui lui fit refuser ce que les autres acceptaient, jamais ce jeune médecin n'aurait connu l'acupuncture chinoise.

Toulonnais d'adoption et nanti de parents italiens par son père et à demi autrichiens par sa mère, élève médiocre mais curieux de « toutes choses hors normes », comme devaient le répéter ses chefs, le futur médecin fit à l'École de santé navale de Bordeaux des études très moyennes qui le mettaient chaque année à la frontière de l'échec, du moins en ce qui concernait les cours théoriques. On le trouvait plus facilement dans les salles d'hospitalisation, à la maternité du Cours de la Marne et, même le dimanche, à l'entrée du service d'urgence pour y apprendre les soins aux blessés. Les hospitaliers disaient de lui : « En voilà un qui ira loin, tu le vois partout, de l'anesthésie à la dissection des cadavres, des salles d'accouchement à l'aide opératoire, il faudrait qu'il *fasse les concours*. » Les enseignants affirmaient que « ce gars-là ne savait rien », qu'il ne savait pas même la liste des diastases, encore moins le tableau de Mendeleïev, et ignorait probablement la composition exacte des « spermatogonies croûtelleuses ».

Véritable docteur Jekyll et mister Hyde de la médecine, le jeune étudiant allait avoir fort à faire pour trouver la sérénité, car, disent les Chinois, « celui qui ne montre pas aux maîtres qu'il a lu les ouvrages écrits par leurs blanches mains est voué à l'indifférence et à l'opprobre ».

1.

1955-1960

C'est au cours des années cinquante que j'ai rencontré, à la faculté de médecine de Bordeaux, mon premier acupuncteur, et il n'était pas chinois.

Pendant un cours rébarbatif sur la coloration des globules rouges, à moins que ce ne soit une leçon du célèbre professeur Vuilleminaud, dont la voix resta toujours inaudible, mon voisin Legall me poussa le coude et me désigna du menton un étudiant placé devant nous : « Tu as vu le type, là devant, il lit un livre sur l'acupuncture ! » En effet, apparemment très loin de la leçon du moment, le jeune homme regardait avec intérêt des planches chinoises représentant des parties du corps sillonnées de curieuses lignes jalonnées de points bien marqués. « C'est un truc chinois, me dit Legall, on te fait tellement mal en te plantant des aiguilles que tu oublies la douleur que tu avais en arrivant chez l'acupuncteur. »

Un autre Breton, sur la même rangée que nous, connu pour sa verve gaillarde, renchérit en disant qu'il connaissait, à Bordeaux même, un Chinois qui pratiquait cet art en faisant brûler sur la peau des petits cylindres qui fumaient « comme des cheminées de village en hiver ».

Bien sûr, l'acupuncture ne m'était pas totalement inconnue, on en parlait dans les magazines paramédicaux, dans les revues à sensation, et nos professeurs de médecine tropicale disaient avoir vu à Hanoi ou à Saigon quelques bons résultats, chez des « malades imaginaires », ajoutaient-ils.

Mais ces pratiques, environnées d'encens, d'aiguilles, de caractères chinois et d'un langage ésotérique, me semblaient réservées à des peuples bouddhistes, très croyants et traditionalistes, et surtout dénués d'esprit scientifique ou de moyens modernes.

Je devais apprendre un peu plus tard par nos anciens rentrés d'Indochine que là-bas, en raison de l'isolement et de la guerre, les indigènes, habituellement avides de thérapeutiques modernes, revenaient aux soins ancestraux, dont l'acupuncture, par manque de médicaments.

En plein milieu des études médicales et faisant partie d'une école militaire où l'on nous surchargeait de notions étrangères à l'Université, comme l'organisation du service de santé, la chirurgie élémentaire de guerre, nous avions peu l'occasion de nous informer sur des traitements que l'on dit aujourd'hui « parallèles ».

À la fac, pourtant, on entendait dire que les gens se mettaient à aimer les plantes, les tisanes, et beaucoup de Bordelais pratiquaient le yoga, le fameux tai-chi-chuan, la gymnastique lente des Chinois. Un lama venu du Tibet enseignait rue Fondaudège, et en secret, la « médecine ayurvédique », avec des « chakras », « le prana », et même le « gitalamkara ». Il y a ainsi des modes, des tendances, qui passent vite, « tels le charleston et les chapeaux cloches », disait Legall.

Plutôt orienté vers la chirurgie, à l'époque, je me trouvais encore plus loin que les autres des sortilèges de l'Asie et de l'engouement du public pour les « nouvelles » thérapeutiques. Je voulais choisir la médecine navale, avec ses hôpitaux bien propres, des chirurgiens sérieux dont on chantait les louanges de Toulon jusqu'à Cherbourg, sans oublier le beau costume bleu marine qui fait battre plus fort le cœur des filles.

Mes prouesses limitées dans les examens de fin d'année et mes difficultés à satisfaire pleinement aux exigences d'assiduité et de travail devaient me mener bien loin de mes objectifs, et c'est pour cette raison que je me retrouvai bientôt loin de la mer et des bateaux.

À l'été 1954, après une thèse de doctorat en médecine bien banale et de volume réduit, j'aboutis dans l'armée de l'air, privée à l'époque d'hôpitaux bien à elle, et comme le classement de sortie m'amenait à la place de la lanterne rouge, mon premier poste fut l'Indochine.

Agitée depuis près d'un siècle par les guerres les plus diverses, la péninsule venait enfin de se calmer après la terrible affaire de Diên Biên Phu. L'armée française rentrait épuisée, avec, au cœur, le poids de la défaite ; il fallait des médecins pour rapatrier les malades, les blessés, aller à travers le pays chercher les sépultures de nos soldats, fouiller la terre pour que les corps soient ramenés en France, et aussi soigner les familles des Vietnamiens français ; un groupe fut chargé de ces pénibles travaux et j'en faisais partie.

Saigon, ville chère aux Français et qui fit couler bien des larmes de nostalgie, fumait encore dans ses banlieues quand notre avion se posa à l'aéroport de Tan Son Nhût. Loin de profiter de la paix renaissante, les Indochinois se battaient entre eux et l'on trouvait dans le pays les Binh Xuyen, pro-Français, les Hoa Hao, les caodaïstes aux amitiés versatiles et l'armée « régulière », récemment formée par le « nouveau » gouvernement « sud-vietnamien ». Au beau milieu des combattants de tous bords, l'armée française se voulait discrète, mais comme dit un vieux proverbe qui mériterait d'être chinois : « C'est en vivant parmi les guêpes que l'on risque le plus d'être piqué. »

À l'hôpital Grall, bastion français où nos anciens continuaient à « recoller les morceaux de la mosaïque locale », selon le chirurgien-capitaine Catroux, une salle était réservée à une catégorie particulière de patients. « Drôles de types, disait Catroux, chez eux, tu trouves des Viets repentis, des anti-Viets qui veulent être Viets à nouveau parce qu'à Diên

Biên Phu ce sont les Viets qui ont gagné, tu as d'anciens prisonniers de guerre bien contents d'avoir échappé au massacre, va les voir, c'est marrant. »

Je trouvai, en effet, dans une salle gardée par une sentinelle marocaine, une cinquantaine de petits bonshommes rigolards, maigres comme des coucous, vêtus de noir et qui se turent dès que j'entrai. J'allai parmi eux ; certains se remirent à jouer aux cartes chinoises, longues et minces, d'autres semblaient convoiter ma cigarette, d'autres encore restaient accroupis, torse nu, les yeux clos, comme en léthargie. En m'approchant, je me rendis compte que leurs bras et leurs épaules étaient couverts d'échardes de bois, plantées dans l'épiderme ! Comme je demandais à leur voisin la raison d'une telle torture, prêt à appeler au secours la sentinelle marocaine, un de ces petits hommes me fit un signe de la main et s'approcha pour me parler : « Mon nom est Mô, me dit-il, tu ne te souviens pas de moi, mais j'étais avec toi à Bordeaux, à l'école de médecine navale, je faisais partie des Vietnamiens à qui la brave République française payait des études pour faire de nous des civilisés. Je te parle parce que je sais que ton père était ouvrier et que tu as dû faire ta médecine aux frais de la République. Je sais que tu as maintenant vingt ans à faire dans l'armée pour rembourser l'État ; alors tu n'es pas un fils de bourgeois et je reconnais en toi un fils du peuple ! Moi, dès les études finies, je me suis empressé de rentrer au Viêt-nam pour servir notre chef, l'oncle Hô, qui va chasser les Français et les fantoches de Saigon. »

Un peu surpris par ce discours politico-psychologique habilement tourné, je dis à Mô que je ne le reconnaissais pas du tout, que je me moquais de ce qu'il pensait des bourgeois et des fils du peuple. L'armée m'avait payé des études, j'avais commencé le remboursement de bon cœur et sans aucun regret, et, à l'instant précis, je voulais simplement savoir pourquoi il était en train de transformer ses compagnons en pelote d'épingles !

« Tu es bien un colonialiste, déclara Mô en regardant le

plafond, les hommes qui sont là ne veulent pas tes médicaments issus des officines impérialistes décadentes. Ils retournent à la médecine ancestrale vietnamienne, simple et sans les infâmes produits coûteux de cet Occident qui a voulu nous dévorer. Ceci est de l'acupuncture, on place des aiguilles sur les points *Shu* antiques qui dirigent les énergies et modifient en conséquence le yin et le yang. »

J'avais beau essayer d'être large d'esprit et d'admettre, comme on me l'avait appris à le faire à l'école, toutes les religions et toutes les coutumes, le discours de Mô commençait à m'énerver et j'allai rendre compte à Catroux des événements paramédicaux que je venais d'observer.

« Ah ! tu as vu Mô, il dit qu'il était à Bordeaux avec nous, tu sais, pour moi, tous les *niaks* se ressemblent, c'est possible après tout, je me souviens de quelques *niakoués* en effet qui grenouillaient au réfectoire, en glapissant comme des canards. Oui, il fait de l'acupuncture à ses gars, eh bien, tu vois, j'ai vu des drôles de trucs avec les petites aiguilles ici, ce n'est pas absolument ésotérique. Pour ne rien te cacher, l'an dernier, en sortant de la jeep, je me suis fait l'entorse du siècle, le cou-de-pied transformé en ananas et impossible de poser le pied par terre. Les infirmiers *niaks* m'ont amené d'autorité rue Richaud chez un certain Van Bâ, il m'a planté cinq aiguilles sur la jambe et tu ne me croiras pas, dix minutes après, je partais sur mes pattes. »

Catroux, chirurgien, homme sérieux et bien installé dans le système de la médecine occidentale, n'aurait pas raconté son aventure singulière en généralisant comme le font les gens crédules. Il connaissait le pays, les autochtones, les mœurs, il ne parlait pas à la légère. Pourquoi ne pas retourner voir Mô ?

Le lendemain et les jours suivants, j'observai le petit homme qui plantait ses échardes dans le dos d'un tousseur au thorax squelettique, et je fus obligé d'admettre qu'au bout d'un quart d'heure il ne toussait plus. Je vis ainsi des eczémas régresser très vite, Mô me regardait du coin de l'œil et donnait ostensiblement à ses gestes une ampleur inaccoutumée : « Tu verras, me disait-il, un jour, toi aussi, tu vas te mettre à piquer, tu rallieras la cause de la grande Asie, des médecins aux pieds nus, je te ferai lire le livre du Grand Timonier à nous, l'oncle Hô ! »

À nouveau, il m'agaçait avec ses discours ; je sais maintenant que s'il avait été plus discret en politique et moins grandiloquent en matière de citations apprises par cœur, je lui aurais demandé quelques recettes.

Quand on est en Indochine au début de l'année 1955, que la guerre est finie, que les Hoa Hao ont fait la paix avec les caodaïstes et que les Binh Xuyen ont été battus par les troupes régulières du président Ngo Dinh Diem, on se dit qu'il faut profiter des derniers mois du séjour des Français pour faire quelques visites dans le Sud-Est asiatique ; et, si possible, aux frais de la République, car les soldes des médecins militaires n'ont jamais permis le luxe.

Au hasard des missions d'un général à Hong Kong ou d'un grand aumônier aux églises de Manille, je m'arrangeais pour avoir une raison plus ou moins médicale d'emprunter le Dakota qui partait vers l'est une fois par semaine.

C'est ainsi que j'obtins, non sans mal, une place dans l'avion de ce lundi matin, qui emmenait un groupe de sportifs pour des régates dans la baie de Hong Kong, qui devaient opposer des marins français à des marins britanniques. Je me trouvais dans l'appareil à côté d'un aviateur militaire que je connaissais bien et que j'avais traité quelques semaines auparavant, sans succès, pour une sinusite très douloureuse. « Je vais à Hong Kong, me dit-il, pour voir un certain Tchang, qui habite rue Taittinger et qui soigne les gens par l'acupuncture. Tu connais ça, toi, l'acupuncture ? » Je dis que non, je ne tenais pas à raconter l'histoire de Mô et de ses échardes, d'autant qu'avec le bruit des moteurs dans cette carcasse de métal, il fallait crier pour se faire entendre. Mais je lui dis que s'il n'y voyait pas d'inconvénient, je l'accompagnerais volontiers.

Quand les militaires français allaient à Hong Kong, ils s'arrêtaient toujours chez les Anette, des Français qui tenaient l'hôtel le meilleur et le plus luxueux de Kowloon. On ne restait pas là longtemps, car le prix des chambres dissuadait même notre général, on venait simplement changer de l'argent français contre des dollars Hong Kong, et on filait aussitôt dans les petits hôtels bon marché de Nathan Road ; M. Anette changeait l'argent au meilleur taux ; du moins, on le croyait.

La rue Taittinger était, en réalité, une longue suite d'escaliers aux larges marches ; sur les paliers de vieux Chinois se tenaient près d'un petit fourneau à charbon de bois surmonté d'une casserole d'eau bouillante. En s'approchant, nous vîmes flotter dans la gamelle des aiguilles de métal, des sortes de ventouses en bois, et le Chinois nous dit en anglais de cuisine : « pas danger, sté-ri-li-sé ». Mon camarade demanda au Chinois s'il connaissait un dénommé Tchang, *acupuncturist*, avec son meilleur accent d'Oxford, ville où il n'avait jamais mis les pieds.

Au nom de Tchang, tous les Chinois assis à côté du petit fourneau à casserole se déplacèrent vers nous, disant s'appeler tous Tchang. Ce n'est que plus tard que nous devions apprendre que les Tchang sont légion à Hong Kong, plus nombreux que les rats, et Dieu sait que les quartiers où nous étions n'en manquaient guère.

Heureusement que les Chinois sont psychologues et se rendent vite compte que le client ne doit pas être déçu ; au bout de quelques minutes de discussion au cours desquelles, semble-t-il, quelques dollars changèrent de mains dans un concert de glapissements, la majorité désigna le plus ancien d'entre eux comme étant le véritable Tchang, acupuncteur. Les phrases précédentes et les gestes qui les accompagnaient pouvaient être considérés comme des événements regrettables, fruits d'une incompréhension entre dialectes différents ; Tchang était bien le vieillard, là, le meilleur acupuncteur du monde, et pour confirmer leurs dires, tous les autres Chinois s'éparpillèrent comme un vol de moineaux.

Le vieillard commença par demander, dans un anglais approximatif, où l'honorable étranger voulait être soigné. « Dehors sur le trottoir, vingt dollars, dedans couché sur un lit, quarante dollars. » Mon camarade opta pour la seconde solution parce qu'il craignait d'avoir à se déshabiller en pleine rue, ce en quoi il se trompait, car le vieillard ne devait le piquer un peu plus tard que sur les poignets et sur la figure.

L'acupuncteur nous invita à entrer dans une pièce sombre où se tenait, dans un coin, une vieille Chinoise, que nous prîmes pour une statue ancienne tant elle était immobile.

Mon ami aviateur sortit de sa poche un petit dossier qu'il avait rédigé en anglais pour éclairer le diagnostic, mais le vieillard le mit dans sa poche comme s'il s'était agi d'un de ces prospectus que l'on prend par politesse avec la ferme intention de le jeter dans la première bouche d'égout venue.

Pensant que l'acupuncteur ne lisait pas l'anglais, mon ami essaya alors d'expliquer ce qu'il ressentait, prononçant très lentement des mots comme *pain*, *suffer*, *front*, *disease*, bref tout ce qui pouvait guider le praticien. Celui-ci souriait, comme quelqu'un qui commence à en avoir assez de ces types qui parlent, qui parlent, tout cela pour rien, et il finit par dire très fermement : « *You speak too much, please now be quiet.* » Puis il s'empara des deux poignets du brave aviateur médusé et palpa les pouls avec une profonde attention. Il appuyait un doigt plus ou moins fortement sur l'artère du poignet, changeait de doigt, palpait un peu plus haut, il n'en finissait pas de palper. Après il fallut tirer la langue, la laisser examiner en détail à la lueur d'une chandelle qui puait ; l'acupuncteur examina les yeux de mon ami et finit par hocher la tête avec satisfaction. Il prit alors des aiguilles dans une casserole pleine d'eau bouillante que lui tendait celle que nous avions pris pour une statue, et que nous découvrions être une très vieille personne, très marquée par le temps.

Le vieillard piqua les deux poignets avec une longue aiguille qu'il tourna entre ses doigts, puis planta avec précaution deux autres pointes de chaque côté du nez de mon camarade qui pâlissait un peu. On attendit ensuite un bon quart d'heure pendant que le bon Chinois s'assoupissait, tassé sur lui-même comme un bouddha. « Tu crois que ça va durer longtemps ? » me dit le copain immobilisé par ses clous, et il ajouta qu'il se demandait si l'on avait bien fait de venir. Au bout du temps apparemment nécessaire pour que les aiguilles fassent leur effet, le vieux les retira brutalement après les avoir vissées un bon coup, ce qui provoqua chez le malade des soubresauts accompagnés de mots bien sentis. Il tamponna les trous d'aiguilles avec un liquide sirupeux et malodorant, puis il ne prononça que deux mots : « Quarante dollars », dans le meilleur anglais possible pour que nous ne comprenions pas « trente ». « J'ai l'impression de m'être fait rouler », me dit le copain aviateur. Quant à moi, j'en étais presque persuadé.

Dans la soirée, la douleur des sinus disparut et des flots de liquide sortirent par le nez, les yeux ; il n'y a guère que par les oreilles que rien ne sortit, en raison de la présence de bons tympans bien solides. Toute la nuit, l'ami aviateur fut transformé en fontaine et les serviettes de la salle de bains ne suffisaient plus. « En plus, j'ai attrapé un sacré rhume dans sa boutique pourrie », disait l'ingrat inculte. Je n'entendis plus jamais parler de sa sinusite et quand je le revis, plusieurs années après, en France, tout ce qu'il trouva à me dire fut : « Tu te rappelles ce rhume que j'avais ramassé dans l'arrière-boutique du Chinois à Kowloon ? J'ai même pas pu aller voir les filles, dis-donc, des Chinoises belles comme des lianes, ce jour-là j'ai tout raté ! »

Jamais ce camarade dont j'ai oublié le nom n'a su qu'il me faisait assister à ma première leçon d'acupuncture, m'initiant à une science extraordinaire, au cours de laquelle un inconnu fit disparaître à jamais une sinusite suppurée sans diagnostic, sans radio, sans même quelques explications verbales, seulement après avoir palpé les pouls et observé la langue du patient !

Quand je racontai l'histoire à Catroux, à Saigon, il me

dit que cela ne l'étonnait pas ; il avait vu des traitements de ce genre déjà, pour les sinusites en particulier, « et les entorses donc ! ».

À Saigon, je me décidai à aller voir le fameux Van Bâ, que je trouvai attablé devant un grand plat de nouilles chinoises fumantes, qu'il me proposa de partager. Cet homme d'une quarantaine d'années exerçait l'acupuncture élémentaire en piquant des dizaines d'aiguilles sur tout le corps, par paquets, et il agrémentait la séance en faisant brûler ici et là, sur la peau des patients, de petits cônes de la taille d'un quart de cigarette qu'il appelait « moxa ». Il m'emmena dans une de ses nombreuses salles en se curant les dents à grand bruit et en émettant des rots impressionnants. Sur la table, un grand gaillard français, que je reconnaissais comme étant le colonel commandant la base aérienne, mijotait en grimaçant sous les fumées de ses moxas qui montaient toutes bien verticalement vers le plafond. « N'ai-je point l'air du paquebot *Normandie* avec ses cheminées qui fument, toubib ? », me dit le colonel pendant qu'une très jolie Vietnamienne lui massait les orteils.

Van Bâ me dit qu'il s'agissait d'une sciatique et que trente séances au moins seraient nécessaires, une par jour. Il ajouta qu'avec cinq cents piastres, on arriverait à bout de la douleur !... Ensuite, on vit une patiente, couverte d'aiguilles sur le dos, qui venait pour une « douleur lombaire » ; Van Bâ parla de douze séances, quatre cents piastres ; un peu cher mais très long !

Je lui parlai alors de Hong Kong, du vieux de la rue Taittinger, des pouls, des quatre aiguilles, de l'unique séance... Van Bâ parut gêné. « Oui, bien sûr, vous êtes tombé sur ce vieux type qui a quarante ans d'acupuncture traditionnelle derrière lui, qui a appris chez son père, lequel le tenait de son grand-père, des dynasties de médecins chinois qui prenaient les pouls, calculaient dans leur tête, choisissaient trois points, qu'ils piquaient exactement à l'endroit voulu, en plantant l'aiguille à la profondeur nécessaire en cette saison, en la tournant entre leurs doigts le nombre de fois prévu à cette heure-là ! Quel travail, mon cher ! Vous avez vu des types qui jonglent avec quatre torches enflammées, sans se brûler ? C'est une chose analogue, trente années de pratique, ça compte. Moi je connais quelques points recettes ; pour ne pas rater le point, je mets quatre aiguilles sur la zone, je pique beaucoup de points, alors ça marche quelquefois, surtout si je fais revenir le malade assez souvent. Le temps travaille pour moi, hein ? Et puis ça rapporte. Vous ne voulez vraiment pas manger des nouilles chinoises ? »

C'est très long ! Des mots que je devais retenir à tout jamais.

Il y avait donc plusieurs sortes d'acupuncture, celle qui demande trente ans de pratique, un toucher de démineur-artificier-pickpocket, une connaissance de centaines de « paramètres », et puis une acupuncture élémentaire, faite de recettes avec peu de données, mais beaucoup de points et beaucoup d'aiguilles, avec cet apport irremplaçable, le temps qui passe et travaille pour l'acupuncteur. Une sciatique que l'on met trente jours à traiter par les aiguilles n'aurait-elle pas disparu d'elle-même sans aucun traitement ? Je me disais qu'il y avait là quelque chose de grave, car je vis des malades affirmer que leur guérison ne faisait aucun doute... au bout de quarante séances, et tout cela pour une migraine... passagère ! Si les malades eux-mêmes ne voyaient pas ce que l'on peut appeler tout de suite une « arnaque », la gravité de la chose méritait une étude sérieuse et je me promis de m'y employer !

Un jour, il fallut quitter Saigon et bien des larmes furent versées, surtout par ceux qui restaient, contrairement à ce que l'on pourrait croire ; les Français laissaient derrière eux le souvenir de quatre-vingts ans de vie commune, et tous les Cochinchinois et beaucoup d'Annamites s'accordaient à dire que ces Tonkinois de malheur n'avaient pas fini de les ennuyer, avec leur esprit tatillon et guerrier. Les Américains, que l'on disait les plus forts et que la nouvelle armée vietnamienne attendait à la façon des enfants qui appellent leur grand frère au secours, n'auraient peut-être pas le charme et l'art de vivre des Français que l'on allait à coup sûr regretter.

Après ce long séjour en Asie, l'acupuncture me trottait dans la tête de plus en plus et je me promis de prospecter dans ce sens, dès mon retour en France. J'eus la chance, dans l'avion qui nous ramenait, d'être à côté d'un colonel corse des « troupes coloniales » qui me parla avec fougue d'un « toubib colo », nommé Andreotti, et qui avait passé vingt ans à Vietri, sur la frontière chinoise, à travailler avec de vieux médecins chinois du Yunnan. Retiré de l'armée depuis des années, il exerçait l'acupuncture près de Marseille ; pourquoi ne pas lui rendre visite et choisir une affectation dans le Midi ? Il ajouta : « Allez-y de ma part, colonel Antoine Paoli, il se souviendra sûrement de moi car j'étais en garnison pas loin de lui, à Cao Bang, en 51. »

Arrivé à la direction centrale du service de santé de l'armée de l'air, à Paris, je crus bon d'aller me confier à mes grands chefs, avec tout le respect qui leur était dû, et leur demandai l'immense faveur de me donner un poste dans le Midi, autant que possible proche de Marseille. J'expliquai avec la plus grande déférence (les grands chefs adorent ça) que je venais de découvrir l'acupuncture, que je voulais étudier cette extraordinaire spécialité permettant de soigner beaucoup de gens à peu de frais, surtout ceux qui vivaient dans des régions isolées, sans grands moyens techniques.

Le grand chef, devant moi, me regardait avec l'air du psychiatre qui vient de découvrir un grand malade mental et qui hésite entre un traitement par douche froide ou, carrément, la cure de sommeil. Il dut mettre mon enthousiasme sur le compte d'un quelconque paludisme ou d'une dysenterie amibienne larvée, à moins que ce ne soit la dengue ou une insidieuse parasitose. Je devais apprendre plus tard que cet homme avait passé vingt ans en région parisienne et que l'endroit le plus lointain où on l'avait affecté jadis était Romorantin, qui fut à la fois son combat 39-45 et sa campagne coloniale. Celui qui se présentait devant lui, rentrant des pays lointains avec au cœur la nostalgie des grands espaces et l'amour des coutumes indigènes, passait très vite pour un fou et il fallait le calmer, le soigner, et surtout ne pas l'énerver.

C'est ainsi que je me retrouvai à Creil, département de l'Oise, sur une base aérienne de chasse, nantie de gros avions à réaction de combat, dans un pays où seule la pluie remplaçait parfois le brouillard !

Simple médecin-lieutenant, avec un médecin-chef dont la seule passion était le cheval et les longues siestes, j'appris avec amertume que lorsqu'on veut, dans l'armée, obtenir un poste dans le Midi, il faut supplier que l'on vous donne une affectation dans le Nord... et encore. Personne ne pouvait, sur ce triste plateau à quelques kilomètres d'une ville grise, être plus loin de l'acupuncture que moi ! Mon chef n'en avait jamais entendu parler et lorsque je lui en touchai un mot, il roula de gros yeux en me disant : « C'est des trucs de bougnoule »...

Je m'étais autrefois passionné pour la langue russe au lieu d'étudier à fond l'anglais, ce qui m'aurait permis d'avoir une bonne note au baccalauréat; déjà, je ne faisais rien comme les autres et mon père se désespérait de me voir toujours intéressé par quelque chose n'ayant rien de commun avec les programmes scolaires. Quand les mathématiques représentaient le coefficient principal, je me passionnais pour l'histoire de la Grèce antique, très éloignée du programme du baccalauréat tout proche, et en classe de cinquième, ma passion allait à la philosophie...

Arrêté provisoirement dans mon étude de l'acupuncture, je me remis à fond à la langue russe et décrochai même bientôt le brevet d'interprète n° 1 de l'armée, petit diplôme sans valeur qui n'aurait dû, en principe, me mener à rien mais qui devait, un jour, me permettre un grand pas en avant dans la médecine chinoise !

« Quand on n'attend plus rien, dit un proverbe chinois, il faut s'attendre à tout. » Un matin, mon médecin-chef m'apprit qu'il avait un neveu, grand amateur, lui aussi, de cheval et médecin de l'armée de l'air comme moi. Ce neveu rentrait du Maroc et avait demandé un poste dans le Nord pour être plus près de Compiègne, où le cheval est roi. Bien entendu, on s'était empressé de le nommer à Salon-de-Provence, le plus au sud possible, pour ne pas faire mentir les saintes habitudes militaires. « Je n'ai que quatre galons sur les manches, disait mon médecin-chef, alors je n'ai rien pu faire ! Mon pauvre neveu à l'École de l'Air, loin des chevaux et des clubs hippiques ! » Comme je lui faisais remarquer que pas loin de là, en Camargue, il y avait des tas de chevaux fougueux, il me regarda avec un air terrible : « Je parle de cavalerie, de cheval, d'art, de pur-sang, pas de romanichels et de roulottes ! » et il s'enferma dans son bureau.

Heureusement que le neveu, pour des raisons mal connues, avait le bras long bien que peu galonné. J'appris bientôt que les permutations existaient et que je pouvais en profiter. Les grands chefs de Paris me conseillaient de « postuler ». Maintenant bien au courant des us et coutumes militaires, je répondis par la voie hiérarchique que des intérêts très professionnels me retenaient à Creil base aérienne 100, où je préparais un travail passionnant sur le siège éjectable Martin Baker qui pouvait sauver la vie de nombreux pilotes de combat. Naturellement, comme je l'avais prévu, quelques jours plus tard, je recevais l'ordre de me rendre sans délai à la base école de Salon-de-Provence où je devais être sous les ordres du médecin-colonel Cantoni.

« C'est amusant ce qui vous arrive, mon cher camarade », me dit le médecin-chef enchanté de voir se rapprocher son gentil neveu cavalier. « Cantoni est acupuncteur, un énorme type, pas commode, misogyne et célibataire endurci, gros et dur, vous allez en baver, mais peut-être, avec l'acupuncture, vous aurez un point commun. » J'appris que mon futur chef, ancien des Forces françaises libres, Corse de la montagne, ne respectait qu'une catégorie de gens : les hommes qui s'étaient bien comportés pendant la guerre et considéraient les femmes comme des démons en jupon. Pour lui, ni le grade ni la fonction ne comptaient et ses altercations avec ses chefs du service de santé restaient mémorables. Un jour, un de ces médecins-chefs de « salon » (pas la ville, le vrai salon parisien) lui avait reproché son franc-parler et la bévue qu'il venait de commettre en punissant un infirmier, fils du maire d'une grande ville de Provence. Cantoni aboya : « Ce fils de maire est un fainéant, coureur de jupons, qui a voulu sauter mes infirmières. Si on vous sautait vos dactylos, qu'est-ce que vous feriez, monsieur le médecin-général ? Il faut dire que vous ne le sauriez peut-être pas, pour la bonne raison que vous n'êtes jamais dans le service et que vous passez votre temps à remplacer le docteur Durand à Versailles, histoire d'arrondir vos fins de mois ! » Le médecin-général, furieux et honteux, avait voulu sévir, mais le grand chef de l'aviation militaire avait téléphoné : « Cher ami, laissez donc tranquille notre camarade Cantoni, je vais lui secouer les puces moi-même, très cher, il a le verbe dur, comme tous ceux qui ont souffert de la guerre. Il était sous mes ordres aux groupes lourds en Angleterre en 42, et puis vous savez, grand ami, il est le seul à soulager mes douleurs avec ses petites aiguilles chinoises, alors ne me l'enlevez pas. » L'autre en resta pantois !

Cantoni soignait, paraît-il, toute l'armée de l'air par l'acupuncture et l'on se déplaçait en avion pour venir le consulter. Je me dis que la chance venait de tourner et, pour une fois, je ne me trompais pas.

L'École de l'Air de Salon-de-Provence prépare les jeunes gens à la carrière d'officier ; le général qui la commande était encore, dans les années 1960, un vrai dur à cuire qui avait fait la guerre comme pilote de chasse, et il devait être, pour ses élèves, un exemple.

Je me présentais donc, dès mon arrivée, au médecin-colonel Cantoni, que je trouvai encore plus gros que je ne l'imaginais, il devait approcher les cent vingt kilos et il rotait sans retenue. Il m'emmena dans la jeep de service voir le général Delfino qui commandait l'école et deux heures après, nous y étions toujours, moi au garde-à-vous, dans un coin, tandis que tous les deux finissaient une grande bouteille de whisky.

Delfino, ancien pilote de Normandie Niemen, au visage buriné, l'œil bleu horizon, m'avait vaguement regardé, et après deux mots au médecin-chef pour lui dire de me mettre à l'infirmerie de piste avec les élèves pilotes pour surveiller leur santé, il déboucha la bouteille de whisky et se mit à raconter sa guerre. Au retour, le colonel Cantoni sortit de la route plusieurs fois en disant que cette jeep était une « foutue ordure qui roulait pas droit » et en arrivant à l'infirmerie-hôpital, il enfonça allégrement l'arrière d'une ambulance « qui n'avait rien à foutre là ». Après avoir engueulé tout le monde, il me fit venir dans son bureau « pour m'expliquer le service et mon rôle dans la boutique » mais il s'endormit bientôt en ronflant comme une (grande) escadrille de chasseurs bombardiers au décollage. Je partis sur la pointe des pieds, car disent toujours les Chinois : « Réveille le coolie à coups de pied dans les fesses, mais laisse dormir le maître si tu veux continuer à vivre. »

Avec le temps, pendant les mois de gros travail à surveiller la santé des « poussins », je trouvais quelquefois une heure ou deux pour assister aux séances d'acupuncture du colonel Cantoni qui utilisait de petites aiguilles d'or et d'argent finement ciselées, très coûteuses. Un seul personnage savait les fabriquer, un certain Souteyrand, un grand ami du cher Soulié de Morant disparu en 1955, et qui tenait une très belle bijouterie rue Racine, tout près du boulevard Saint-Michel, à Paris. Une aiguille en or valait l'équivalent actuel d'au moins huit cents francs, et il fallait compter quatre cents francs pour une aiguille d'argent. Il fallait bien une vingtaine d'aiguilles, placées dans une petite trousse d'acier chromé, pour travailler avec sérieux, et Cantoni affirmait que c'était un peu juste comme quantité. Un médecin-capitaine ne pouvait se payer un tel luxe et quand je déclarai avec précaution que mon Chinois de Hong Kong utilisait seulement trois ou quatre aiguilles en fer, je reçus ce que l'on appelle dans l'armée de l'air une « rafale » : « Si vous voulez apprendre l'acupuncture avec des aiguilles en ferraille, vous n'avez qu'à aller à Hong Kong, ce n'est pas loin, prenez l'autobus. »

Je dus donc admettre les aiguilles d'or et regarder mon chef piquer ses malades, car je ne pouvais pas me permettre de piquer qui que ce soit, ignorant comme je l'étais, et n'ayant en ma possession aucune aiguille « réglementaire ». « L'or, ça tonifie et l'argent, ça calme, disait Cantoni, tonifier, c'est donner du yang, calmer, c'est donner du yin. Quand vous avez compris ça, vous ne savez rien, alors vous n'avez qu'à me regarder faire, et encore bien content, car j'en connais qui refuseraient même de vous montrer quoique ce soit. »

A partir de ce jour, vers dix-huit heures, je regardais si son bureau était éclairé et, dans ce cas, je frappais timidement à la porte et j'attendais respectueusement. Quand j'entendais « Ouais, qu'est c'qu'y a encore ? », j'entrais et me mettais dans un coin en écarquillant les yeux pour apercevoir une aiguille plantée sur son point. Quelquefois, on me faisait le grand honneur de me dire : « C'est une gonalgie » ou bien une céphalée frontale. Quand, après avoir frappé à la porte, la voix tonitruante criait : « Foutez-moi la paix », je me mettais un peu plus loin et j'attendais. Souvent, dans l'ombre de l'infirmerie vide, on entendait des cris, des jurons, et même des insultes, cela voulait dire que Cantoni était en train de piquer une femme, un ami, un patient quelconque, qui ne supportait pas la douleur. Aux dires des gens, Cantoni enfonçait les aiguilles en ricanant et en les tournant sur elles-mêmes, et quand on le lui reprochait, il vous disait de vous en aller, que vous étiez un ingrat, un pauvre type, un mignon, un douillet, une larve.

Si on ne fait pas mal, me disait le « maître » dans ses bons jours, « le stimulus nerveux n'envoie pas dans les étages hiérarchisés du cerveau le message programmé et sélectif dans la zone désignée selon la somatotopie viscérale ! ». Et il continuait ainsi pendant des heures ; puis tout à coup, il me disait : « Venez, on va casser la croûte. » Au restaurant *l'Oasis* à Salon-de-Provence, après deux ou trois verres de bordeaux, il me dessinait sur la nappe de papier les « méridiens chinois qui courent le long du corps et qui sont les lieux géométriques de passage d'un fin courant ». Après le repas, je demandais au patron de me donner la nappe pour l'étudier chez moi, ce qui fait que ma logeuse me prenait pour un fou quand elle voyait sur les murs de ma chambre de grandes nappes de papier dentelle avec de larges taches de vin et de sauce. « Il est pas bien, ce docteur, y fait des dessins de route, des cartes de géographie sur des nappes sales. »

Comment faire pour me procurer des aiguilles ? Heureusement, la Providence, la patronne des médecins militaires ou encore saint Sébastien que j'ai toujours choisi comme patron des acupuncteurs en raison de son supplice particulier, tout ce monde veillait sur moi et m'envoya par grâce un représentant des laboratoires X qui voulait essayer un médicament, la vitamine B_6. Ayant conduit le représentant tout au long de la voie hiérarchique comme l'exige le règlement, et après avoir obtenu toutes les autorisations en nombreux exemplaires, je me mis à expérimenter le remède qui avait, selon les fabricants, un effet assez extraordinaire sur le mal de mer, ennemi mortel des pilotes et des navigateurs. On mit des volontaires — moi le premier, je devais donner l'exemple — dans des avions bien tournoyants, avec des vrilles, des chandelles, des piqués à mort, des loopings, c'est-à-dire tout ce qui est susceptible de provoquer chez de jeunes élèves inexpérimentés l'atroce mal de l'air — ou de mer — bien connu. On fit des lots avec ou sans médicament, avec ou sans placebo, on travailla pendant des semaines à noter les résultats, nos grands chefs signèrent le mémoire et nous n'avons rien dit quand ils reçurent des félicitation, car, dans l'armée, « on est toujours récompensé en la personne de ses chefs ».

Les laboratoires furent enchantés des bons résultats obtenus, la vitamine B_6 diminuait considérablement le mal de l'air, et ce fut une telle publicité pour la firme que ce médicament devait se vendre bientôt par milliards de pilules, du cap Horn aux îles Lofoten, en passant par le triangle des Bermudes.

La Providence devait attendre dans un coin que j'essuie une larme de déception, et voyant que je prenais la chose du bon côté, elle me fit un clin d'œil sous la forme d'une lettre du directeur du laboratoire à Paris, qui disait en substance :

« Cher docteur, nous avons beaucoup apprécié la façon extrêmement sérieuse avec laquelle vous avez mené l'expérimentation scientifique sur la vitamine B_6. Nous serions enchantés de vous offrir, à un moment où vous êtes disponible, et avec une personne de votre choix, un week-end à Paris. Une hôtesse pourrait vous guider et vous faire visiter la capitale dans le cas où vous viendriez seul, et votre séjour, dans les meilleures conditions que vous devinez, serait bien entendu une très faible récompense en comparaison de votre participation à cette étude, essentielle pour notre laboratoire. »

Je montrai la lettre au colonel Cantoni qui me dit avoir récemment passé un savon au directeur du labo, au téléphone, lui rappelant que les médecins-généraux de Paris, une fois de plus, ramassaient des lauriers sur le dos des subalternes qui, eux, « faisaient le boulot » pendant que les « gougnafiers en casquette couverte de légumes dorés se prélassaient sur des fauteuils de velours ».

Je me voyais mal « monter » à Paris en provincial mal habillé, flanqué d'une belle Parisienne payée pour balader « le petit docteur de la grande École de l'Air » et répondre par des fadaises et des sourires de commande. Aussi, je répondis à ce charmant directeur du laboratoire vitaminé que s'il voulait vraiment me faire plaisir, il n'avait qu'à m'acheter chez Souteyrand, rue Racine, dix aiguilles d'or, dix aiguilles d'argent et la trousse qui va avec. Le plus fort, c'est que huit jours après, je recevais mon petit colis que je montrai fièrement à mon médecin-chef, lequel approuva ma conduite par une de ses habituelles remarques à l'emporte-pièce : « Vous avez bien fait. À Paris, si ça se trouve, la fille vous contaminait et les huîtres pourries vous auraient donné la colique. » On ne pouvait pas être plus direct !

Je commençai dès lors, dans le secret de l'infirmerie des pilotes, tout au bout de la piste d'atterrissage, à planter ici et là quelques aiguilles, avec l'accord tacite du médecin-chef.

Il me restait toujours au cœur un certain doute sur l'efficacité réelle de l'acupuncture, car l'effet psychologique existe bel et bien, lié à la confiance du malade qui peut être absolue ou nulle. En commençant mes études de médecine, j'étais entré dans un système parfaitement admis, fort ancien, avec un progrès évident sur deux siècles au moins, et l'expérimentation scientifique en restait le support permanent. J'avais en quelque sorte pris un train en marche alors qu'en acupuncture je partais sur une voie où les trains ne roulaient guère, seuls quelques rails très rouillés pouvaient me guider, pour me mener vers un avenir aléatoire.

Aussi décidai-je de devenir l'avocat du diable et de m'assurer par moi-même de la réalité de ces thérapeutiques ; je savais déjà un certain nombre de choses : les malades semblaient très contents des soins de mon chef, ils se disaient très améliorés la plupart du temps et j'en connaissais quelques-uns qui n'étaient guère confiants au début mais qui le devinrent assez rapidement en constatant des résultats rapides et, surtout, durables.

J'écartai ce premier paramètre d'étude car les gens sont souvent très contents des charlatans et même des escrocs, des faux mages ou des individus malins, sans pouvoir ni scrupule. Je me dis que le mieux, dans un premier temps, était de choisir des amis, volontaires pour se faire traiter à l'occasion d'affections simples, entorses, sinusites, douleurs musculaires, et je voulais bien pousser l'expérience jusqu'aux torticolis ou aux lumbagos, maladies très courantes, passagères et bénignes.

Le colonel Cantoni accepta de me montrer, grâce à des mesures précises, les points de base, de repérage aisé sur des patients de taille moyenne, car les grands et les gros, les petits et les maigres ont des distances entre les repères qui varient, c'est une évidence à ne point négliger.

Je commençai donc mes premiers traitements en avertissant mes malades, décidément de bonne composition, que je doutais fort de cette médecine antique, mal connue, controversée et sans support scientifique. J'ajoutai que j'étais le plus novice de tous les acupuncteurs, que les aiguilles faisaient souffrir, et la piqûre d'une artère pouvait représenter un réel danger ! D'autres que des élèves de grandes écoles militaires, dont l'esprit et le goût du risque sont les qualités premières, se seraient enfuis en courant à l'écoute de telles remarques pessimistes, mais, dans le cas présent, les courageux patients se disaient qu'il ne fallait pas abandonner, ne serait-ce que pour ne pas essuyer les moqueries des anciens et des moniteurs.

Pour corser l'affaire, je fis, sans le dire, deux groupes, les uns devaient être piqués sur les bons points après des mesures et des repérages précis, les autres sur des zones très éloignées des points d'acupuncture, ou tout simplement n'importe où, sur des parties connues pour ne pas présenter ces emplacements décrits par la médecine chinoise.

Il ne faut pas croire un instant que je me livrais à une expérimentation déshumanisée, où les uns se retrouvaient lésés par rapport à ceux qui risquaient de bénéficier du traitement ; l'on va très vite se rendre compte de quelle façon je procédais pour être sûr d'aller un jour au paradis des médecins militaire et non pas dans l'enfer réservé aux tortionnaires sans cœur. Je me rendis compte, en effet, que le groupe de ceux que je piquais sur les bons points ressentaient, dans un bon pourcentage des cas, des améliorations indiscutables, alors que je n'avais qu'un minuscule nombre de guérisons chez les autres. L'effet psychologique jouait donc puisque j'avais quand même quelques petits résultats en pratiquant des piqûres anarchiques. Mais, dès la deuxième semaine, je m'empressais de mener tous mes patients « ratés » chez mon médecin-chef qui améliorait plus vite que moi l'état de santé de ceux qui avaient un peu servi de cobayes.

Au bout d'un an de ce petit manège, j'étais fixé, les résultats obtenus s'avéraient encourageants et j'obtenais de mon maître Cantoni l'autorisation d'ouvrir une consultation, gratuite s'entend, destinée aux familles des militaires, deux fois par semaine.

Il y a longtemps que les médecins de la ville de Salon-de-Provence, et même de Saint-Cannat ou d'Aix-en-Provence, ne souriaient plus au mot d'acupuncture, car, depuis quatre ans que le colonel Cantoni traitait les gens du pays, cette thérapeutique séduisait la plupart des amis et voisins de la base aérienne. Quand on avait un cas difficile, résistant à la thérapeutique classique mais restant dans le domaine du fonctionnel, on téléphonait au docteur Cantoni qui se faisait un devoir d'appliquer, avec succès la plupart du temps, ses petites aiguilles d'or et d'argent.

Je m'étais toujours demandé comment mon médecin-chef avait, lui, rencontré l'acupuncture, et quand nos relations devinrent plus amicales, il me le confia. Son séjour en Indochine, au Tonkin, en pleine guerre brutale, avec de gros problèmes d'évacuation de blessés, ne lui avait pas fourni, comme à moi, l'occasion de rencontrer la médecine chinoise. Frappé par une grave dysenterie amibienne, hospitalisé par la suite à Hanoi pour un paludisme négligé, le docteur Cantoni rencontra surtout dans ce pays la misère, la mort de ses amis et la triste condition de cette pauvre armée française pratiquement abandonnée. Il me dit que c'est en Allemagne, vers 1950, qu'un de ses camarades lui avait parlé d'acupuncture et prêté un petit livre des éditions du Mercure de France, rédigé par un certain Soulié de

Morant. Intéressé par tout ce qui touchait, même de loin, à la médecine, le docteur Cantoni lut ce livre, puis oublia à jamais, pensait-il, cette curieuse façon de soigner les malades.

Mais le hasard voulut qu'un dimanche un incident réveilla son attention. Parti en excursion avec un car de l'armée de l'air dans la région d'Akern, il eut l'occasion de visiter une usine de fabrication de papier. De gros rouleaux de papier kraft se dévidaient sur une longue distance et le frottement provoquait des étincelles d'électricité statique, faisant habituellement la joie des touristes, qui s'amusaient à approcher les mains des rouleaux pour recevoir une longue étincelle bleue qui picotait la peau.

Cantoni remarqua que, très curieusement, les étincelles se dirigeaient presque toujours au même endroit sur les mains des gens et il s'approcha pour mieux observer le phénomène. Il retourna ses manches, présenta son coude, son biceps, et remarqua que les étincelles bleues se dirigeaient plus souvent vers certains points précis que sur d'autres régions. Retrouvant son petit livre sur une étagère poussiéreuse, il regarda les fameux points d'acupuncture et se promit d'approfondir la question.

Un ami électricien lui affirma que les étincelles en question allaient généralement sur des zones où la résistance électrique s'avérait très basse, le courant se dirigeait donc le plus souvent vers des endroits où il pouvait pénétrer. Pour la peau, on savait par exemple que si l'on place une électrode sur le petit emplacement d'une glande sudoripare, qui sécrète un liquide salé, et que le sujet tient en main une deuxième électrode, le passage d'un petit courant dans ce circuit humain montre que la glande sudoripare laisse entrer parfaitement le courant, car la résistance à l'électricité de cette zone est nulle. Sur une zone très sèche, sans glande sudoripare, le courant entre peu, la résistance est grande, et c'est pour cette raison que, lors des mesures biologiques — électrocardiogramme et électroencéphalogramme —, on est obligé d'appliquer une solution saline sous l'électrode avant de la poser sur la peau, pour diminuer la résistance de celle-ci.

L'ami électricien fabriqua pour le docteur Cantoni un petit appareil du genre ohmmètre, avec un pont de Wheatstone, qui permettait de mesurer approximativement la résistance cutanée et de découvrir, peut-être, quelques points chinois. Le docteur Cantoni s'amusa longtemps avec son petit appareil qui détectait quelques points mais, comme il devait me le dire plus tard, « à force de piquer les gens, on finit par savoir où sont les points à piquer, et à ce moment-là, l'appareil ne sert plus à grand-chose, hein ? ».

Cantoni m'avait appris beaucoup de choses à l'infirmerie de l'École de l'Air, et je fus littéralement catastrophé à l'annonce de son départ prochain pour une affectation excellente pour lui, le Centre d'essais en vol de Brétigny. « Avec tout le matériel électronique qu'ils ont là-bas, et le labo de biologie, on va pouvoir faire des études extraordinaires sur l'acupuncture, des mesures sur les potentiels cutanés, des enregistrements des fameux pouls chinois. »

Moi, j'allais me retrouver seul et sans mentor, confronté à un nouveau médecin-chef qui risquait de ne pas aimer trop l'acupuncture, à moins qu'il ne m'interdise carrément de la pratiquer ! Mais, avant de partir, mon bon maître me dit d'aller voir à Marseille, un samedi, un certain docteur Niboyet, acupuncteur un peu particulier, à la fois médecin, pharmacien, docteur en droit, et qui accepterait peut-être de me prendre pour élève. Bien sûr, sa consultation prenait tout son temps, de plus, il présidait une société d'acupuncture, il soignait des gens très importants, et sa fortune était colossale. « Vous connaissez la grande pharmacie de la place Castellane, à Marseille, me dit Cantoni, eh bien, elle est à lui, c'est la septième pharmacie de France ! »

Dès le départ de mon seul professeur d'acupuncture, son remplaçant arriva, c'était un grand homme sec et maigre, qui connaissait bien Cantoni, qui admettait parfaitement l'acupuncture et qui en avait bavé, lui aussi, en Indochine et ailleurs. Il ne faisait pas partie des « cloportes planqués à casquette bordée de légumes dorés », chers au colonel Cantoni, l'avenir ne s'annonçait donc pas trop désagréable. Mon nouveau médecin-chef Salvagnac me permit de continuer à faire tourner mon petit dispensaire d'acupuncture. Maintenant, j'avais acquis une certaine notoriété et je soignais, toujours gratuitement hélas, des civils de la région !

Le cas le plus curieux que je rencontrai fut celui d'un bégaiement, dont la guérison surprit les médecins du Centre d'expertise médicale de l'armée de l'air à Aix-en-Provence ! En effet, un jeune caporal-chef vint un jour au dispensaire et, dès ses premières paroles, je compris ce dont il souffrait, le pauvre : un bégaiement incoercible ! Il avait suivi tous les cours de diction possibles, payé des petites fortunes pour essayer d'assembler des mots sans qu'ils se bousculent à la sortie, et cela n'était rien à côté du fait principal. Le caporal-chef voulait devenir contrôleur d'aérodrome, faire atterrir à la voix des avions qui se présentent de jour et de nuit en bout de piste, toutes les dix secondes, avec des centaines de passagers dans leurs flancs ! On imaginait, sous un orage sévère, avec coups de tonnerre et éclairs fulgurants, dix Boeing 747 à trois kilomètres les uns des autres et devant aller chacun sur une piste différente à condition qu'elle soit libre, s'entendant dire : Tan-Tan-Tango, Al-Al-Al-pha, pre-pre-pre-prenez la 600, 600, 600, 640, 40, 40, 42, pendant que les secondes s'égrènent inexorablement, mettant en péril un avion qui se pose à près de 300 km à l'heure.

Le brave caporal savait tout cela, presque tous ses camarades se moquaient de lui. Quant aux experts médecins, c'est simple, ils avaient le fou rire dès qu'il arrivait, accroché à son idée et disant de son mieux : « Je-je m'améliore, écou-écou-écoutez-moi encore une fois. » Le pauvre faisait peine à voir.

C'est pour l'aider à gagner — il le méritait — que je commençai à lui faire un traitement par acupuncture selon un programme de points à piquer pris dans un petit livre de médecine chinoise de Lavier, fameux spécialiste qui venait de rentrer de Taiwan et de l'école de Wu-Wei-Ping.

Je faisais régulièrement une séance de piqûres à l'apprenti-contrôleur d'aérodrome et, au bout de cinq mois, tout le monde remarqua que mon caporal ne bégayait pratiquement plus. Pour mettre tous les atouts de notre côté, je lui demandais de retourner à l'école des bègues, pensant que l'association acupuncture-gymnastique phonatoire et volonté de réussir formait une sorte de triumvirat de très bon aloi.

L'année suivante, après une deuxième série d'acupuncture et d'école, j'emmenai moi-même le caporal au Centre d'expertise, où les médecins nous reçurent fort mal. « Être guéri du bégaiement par des moyens scientifiques, me dit un laryngologiste distingué, passe encore. Mais par la médecine chinoise, hottentote ou japonaise, je n'y crois pas. » Comme je faisais remarquer à cet éminent spécialiste que le caporal parlait normalement — fait capital pour moi —, il nous envoya chez le psychiatre, un brave homme, qui me dit : « Mais tu l'as guéri par le psychisme, ton gars, il a pris confiance dans son ego, l'acupuncture n'y est pour rien. » C'est après cette dernière phrase que le caporal, furieux, prit la parole, chose qu'il réalisait pour la première fois de sa vie. « Ah bon, alors, si je comprends bien, l'acupuncteur m'a fait de la psychiatrie, et le psychiatre non acupuncteur m'a raté, c'est tout de même rigolo cette histoire, vous ne croyez pas, monsieur-le-le-le psychiatre ?
— Ben dis donc, remarqua ce toubib de l'âme, mais c'est vrai qu'il ne bégaie pratiquement plus, ton gars, alors là, je suis soufflé. »

Comme il y a une justice et que les médecins experts de l'armée de l'air sont beaucoup moins tortueux que les autres, le caporal fut admis dans le corps des contrôleurs d'aérodrome, « sous réserves toutefois », disait son certificat. Il y eut ainsi, dans les années 1960, un cas de bégaiement « guéri » (on peut dire guéri, car ce petit caporal est devenu contrôleur-chef d'une grande tour de contrôle française et cela depuis vingt ans), traité par l'acupuncture... Personne ne voulut publier le cas, comme on l'imagine, parce qu'un médecin chinois reste tout de même un sous-produit de la médecine. La preuve ? Il n'est même pas sorti d'une université !

Après le départ de mon maître ès acupuncture, je m'étais rendu chez Niboyet un samedi matin après avoir très respectueusement pris rendez-vous auprès de sa secrétaire. J'avais mis ma tenue militaire numéro un, ma casquette à coiffe blanche, et mes souliers vernis brillaient comme la lune dans un lac d'hiver (célèbre estampe chinoise).

Le docteur Niboyet me reçut avec bonté, on parla de l'acupuncture, de Cantoni dont il se souvenait bien, et il me demanda ce que j'avais vu en Chine. « Aujourd'hui, j'ai peu de patients, car c'est samedi, me dit-il, je puis vous consacrer trois ou quatre minutes. » Hélas, il ne prenait pas d'élèves, « non, non, pas le temps, des patients nombreux, un projet de thèse de doctorat ès sciences d'université sur la mise en évidence des propriétés électriques des points, une famille à élever, bref, désolé, catastrophé, mais c'est impossible, vous pensez, ce serait avec plaisir, mais... mais »... et à ce moment-là, la secrétaire amena une masse volumineuse de courrier. « Vous voyez, cher monsieur, j'oubliais une occupation supplémentaire qui me prive du plaisir de vous apprendre l'acupuncture, le courrier, ce volumineux courrier, qui arrive du monde entier, je vais dans les congrès partout, alors il faut parler, et puis il faut écrire ! Tenez, voilà un petit paquet qui vient de mon ami Vogralik, de Gorki, saviez-vous que Gorki est en Russie ? Eh bien, voilà un livre qui a l'air passionnant ! Nom de la sainte Mère Notre-Dame-de-la-Garde, mais il a fait des travaux, voilà des courbes, des colonnes de chiffres ; dites-moi, monsieur, oui, vous, là, vous ne connaissez personne qui lise le russe ? »

Il y a des jours ainsi dans la vie, où en ramassant un papier gras, on trouve dessous une pièce d'or, d'autres gagnent au Loto, d'autres, enfin, touchent le quinté dans l'ordre, moi, je venais de gagner deux années de leçons gratuites et une amitié dont je ne puis que me souvenir les larmes aux yeux.

Quand Niboyet apprit que je connaissais la langue de Pouchkine, il me tendit immédiatement le livre et me demanda de lui lire « ce qu'il y a écrit là-dessus », et il me montra une série de courbes. Je me mis à lire, il prenait des notes. Nous avions commencé à travailler à quatorze heures et la nuit tombait maintenant sur Marseille. Je fis remarquer à Niboyet que je n'y voyais plus rien et il me répondit de continuer au lieu de m'occuper de détails inutiles. Quand la salle fut totalement dans le noir, la secrétaire partie depuis longtemps et moi muet, il me dit : « Vous aimez les langoustes ? À *La Mer* (grand restaurant au bord de la mer), ils en font d'extraordinaires ; on va y aller, vous avez une voiture. Quel dommage que vous soyez habillé en militaire, vous êtes souvent habillé comme ça ? »

Niboyet maniait le paradoxe d'une façon telle qu'il était tout à fait impossible de le suivre ; sa timidité et sa gentillesse en faisaient un être charmant, plein de délicatesse, et il fallait savoir suivre le fil qui reliait des phrases en apparence décousues pour en comprendre le sens. Il me demanda de venir le samedi, jour où on soignait les gratuits, famille, amis et connaissances, je pouvais donc assister aux séances, en posant même quelques questions, mais à condition de laisser chez moi ce curieux costume galonné et à boutons dorés.

« Vous comprenez, ami, les malades pourraient croire que vous êtes policier, pompier, douanier, mais pas docteur ! Ça ne fait pas sérieux ce costume. Après... vous me lisez une heure ou deux le livre russe et je prends des notes ! Vous êtes sûr que c'est bien le russe, hein, que vous lisez ? » Comment et pourquoi j'avais appris le russe, cela ne l'intéressait pas du tout ; et comme j'allais le lui expliquer, il me disait soudain : « Vous aimez les escargots ? Tout à l'heure, on ira en manger chez Jules, en bas de la rue Mermoz, pas loin, on ira à pied. »

Une longue connivence s'installa alors entre moi et ce maître d'un nouveau genre, déroutant à souhait, imprévisible et même, parfois, incompréhensible. Je crois avoir été le seul, après les membres de sa famille, à connaître vraiment son caractère, car il agissait avec les patients d'une façon encore plus insolite qu'avec moi. Pour certains, il les faisait asseoir, les examinait, palpait les pouls, sans dire un mot, puis piquait çà et là quelques aiguilles et me disait : « Prenez le pouls au poignet gauche, vous allez sentir comme si vous aviez la main à plat sur un caillebottis (j'ignorais ce qu'était un caillebottis). » Ou encore, après avoir palpé l'abdomen, il prenait la main du patient, la frottait sur sa veste, puis la posait, à deux centimètres au-dessus du ventre du malade, et me disait : « J'ai acheté une nouvelle voiture, un coupé 403 mais spécial, je roule à 150 sur la route d'Istres, je sais que ce n'est pas très vite, mais vous comprenez, cette voiture n'a presque pas de freins. »

Il fallait prendre Niboyet comme il était et il m'a appris des foules de choses, il m'a donné ses livres, il m'a reçu chez lui de multiples fois. Il m'a montré les points, les méridiens, les bons trucs, je lui menais le samedi mes malades difficiles, il ne leur a jamais demandé un sou et il les a améliorés chaque fois d'une façon spectaculaire. Au beau milieu d'une consultation, il me faisait approcher, me montrait un dos de malade sur lequel il dessinait les méridiens chinois pour m'expliquer leur trajet, et pendant que le patient disait : « Docteur, je n'ai pas que ça à faire de servir de tableau noir, mon coiffeur m'attend, vous ferez votre cours une autre fois, piquez-moi vite, car je vais rater mon rendez-vous », Niboyet lui disait : « Vous avez une vertèbre qui a tourné complètement à droite, c'est pour ça que vous êtes nerveux et à moitié bossu. »

Quand Niboyet sut qu'il existait à l'École de l'Air un grand laboratoire d'électronique, il voulut le visiter. Il disait que le travail de Cantoni devait être continué, il fallait pour cela des expériences vraiment scientifiques, avec un bel appareil, de longues mesures de résistance sur la peau.

Son passage à l'École de l'Air est resté dans les annales, car, un peu intimidé par le sérieux des ingénieurs, l'ampleur des installations, l'étendue des laboratoires, Niboyet interloqua tout le monde en posant des questions volontairement farfelues, sur la hauteur des cyprès des jardins, la couleur des drapeaux qui flottaient aux mâts sur la place d'armes. C'est finalement moi qui dus exposer à l'ingénieur en chef ce que nous voulions exactement, le projet de thèse, la fabrication d'un appareil détecteur de points et, au beau milieu de mon exposé, Niboyet se mit à rire et dit : « Lui, si vous l'écoutez, il va vous demander la lune, il a un culot, ce petit, c'est terrible. Au fait, est-ce que vous savez qu'il parle aussi l'anglais et l'italien, à quoi voulez-vous que ça lui serve ? Il aurait mieux fait d'apprendre l'électronique ! »

À l'École de l'Air, on est curieux des choses de la science et les succès de l'acupuncture dans la région encouragèrent les amis du laboratoire à fabriquer un ohmmètre permettant de trouver sur la peau les points de basse résistance cutanée qui pouvaient bien coïncider avec les points d'acupuncture. Pour mesurer une résistance cutanée, il faut envoyer dans la peau un petit courant, ce qui donne lieu à quelques décharges électriques désagréables ; même si on améliore les conditions de mesure, et que l'on se méfie, il arrive un moment où l'électrode passe sur une glande sudoripare ou un point de très basse résistivité, le courant s'engouffre et c'est la « châtaigne » qui vous électrocute (un peu).

Quand l'appareil fut prêt, Niboyet proposa de l'acheter, ce qui était impossible puisque le personnel l'avait monté en dehors des heures de travail, avec du matériel appartenant à l'État. Il était, de ce fait, propriété de l'armée. D'ailleurs, ces expériences avaient lieu pour l'instant en milieu militaire et l'on considérait que l'appareil pourrait éventuellement servir en dehors de l'acupuncture, car la mesure des résistances basses, après tout, peut être aussi un instrument destiné à apprécier la fatigue musculaire, la transpiration, etc.

Allez expliquer à un unijambiste que l'on ne peut lui

prêter une béquille ? Niboyet fit tant et si bien qu'une note émanant d'un personnage, ma foi, assez haut placé dans la hiérarchie militaire, arriva un jour sur le bureau du général commandant l'École de l'Air, note lui enjoignant de bien vouloir prêter au docteur Niboyet de Marseille, chercheur connu, un « ohmmètre asservi à fins de mesures de résistance électrique » ! Le général téléphona au laboratoire pour demander ce que c'était que ce « foutu machin », on le lui dit, et l'ingénieur fut même chargé de convoyer l'engin, avec un chauffeur, chez Niboyet.

L'engin prit place sur une console et Niboyet me dit, le samedi suivant : « Vous savez qu'ils sont bêtes, les militaires ? Si j'avais acheté l'appareil, j'aurais donné un million s'il le fallait, et avec un million, si ça se trouve, on pouvait acheter un avion de plus pour l'armée de l'air, il paraît qu'elle en manque... » Niboyet était un homme honnête et bon, jamais il ne se serait permis d'électrocuter à moitié des malades à fins d'expérimentations scientifiques médicales. Quant à utiliser l'engin sur des bêtes, c'était encore pire, il en eût été incapable. « Les chats griffent, l'ami, et les chiens mordent, pas question d'essayer l'appareil sur des animaux, la SPA nous ferait des ennuis. Je ferai les essais sur mon frère, ma sœur, ma femme, et puis vous, bien entendu, ça vous fait participer à une grande chose, tout de même, ce n'est pas rien. »

Il nous électrocuta pendant des mois qui passèrent comme des années et la secrétaire faillit plusieurs fois quitter le cabinet tant elle supportait difficilement les cris des « cobayes ». On se faisait traiter de douillets, d'ingrats, « sans aucun sens de la famille », de « minables », incapables de supporter la douleur pour la science. Personnellement, je ne disais rien, car je bénéficiais de leçons irremplaçables ; il y a longtemps que je ne lisais plus le Vogralik à Niboyet le samedi soir, car une autre chose le remplaçait depuis plusieurs mois, le détecteur de points ! « Ces Russes, finalement, ne font pas de travaux sérieux, ça remplit des colonnes de chiffres de gens guéris et de gens ratés, et ça fait des courbes et des courbes, qui ne veulent rien dire. Là-bas, il paraît que si vous n'avez pas de bons résultats scientifiques, on vous assassine et on vous jette en plein hiver dans un bras de la Neva ! » Je lui dis qu'il confondait avec Raspoutine, mais il m'affirma que Raspoutine avait fait des expériences ratées sur l'hémophilie du tsarévitch !

Comme la famille tâchait par tous les moyens d'éviter l'électrocution collective et que j'espaçais moi-même les séances du samedi pour des raisons de service, Niboyet décida de commencer à rédiger sa thèse et prit contact avec le professeur Gaillard, électrophysiologiste de la faculté des sciences de Marseille. Celui-ci ignorait totalement l'existence de l'acupuncture mais connaissait par contre fort bien la résistance cutanée, et il promit de nous recevoir, avec l'ingénieur, Niboyet et moi-même, plus le soldat qui portait l'appareil. « Il faudra venir en tenue militaire, nous dit le maître. L'uniforme, ça impressionne les professeurs, qui savent que, dans l'armée, on a des salaires ridicules. Alors si on y reste et que l'on fait de la recherche, c'est uniquement parce qu'on est motivé, sinon on irait dans le civil gagner des fortunes en fabriquant des aspirateurs ou des machines à laver électroniques. Et puis, il faut qu'il y ait un soldat qui porte l'appareil, ça fait sérieux et discipliné ; vous vous voyez porter l'appareil comme un portefaix ? Avec tous vos galons ? Au fait, combien en avez-vous de galons, neuf ? » Je lui dis qu'il fallait diviser par trois, parce que ceux des manches et de la casquette ne s'additionnaient pas. Mais il avait déjà changé de sujet et parlait du costume qu'il mettrait : « Le noir fait sérieux mais vous serez tous en bleu marine et on me prendra pour le bidasse de service ; non, je vais mettre un costume gris, des gants, il faut qu'on voie que je suis le patron de l'équipe ; le soldat porteur marchera derrière, moi devant, puis l'ingénieur, car j'ai compté qu'il avait douze galons dont quatre sur la casquette, et puis vous, bien sûr, qui porterez mon projet de thèse, vous avez une sacoche en cuir clair, non ? C'est extraordinaire ça, ne pas avoir de sacoche en cuir clair, je vous prêterai la mienne, elle est noire. »

Un homme aussi puissant que Niboyet, qui soignait avec autorité des personnages de haut niveau, qui avait écrit de nombreux ouvrages inspirés du travail de Soulié de Morant, qui menait son petit monde de médecins acupuncteurs tambour battant, voilà qu'il avait le trac devant Gaillard, électrophysiologiste de trente-trois ans ! Voilà bien mon maître, entreprenant et véritable bourreau de travail, qui tremblait un peu, car il allait entrer dans un domaine nouveau, l'électronique, la neurophysiologie ! « Mais, ami, j'ai deux fois plus de titres que lui, c'est un gamin, seulement ma thèse, c'est lui, personne d'autre, et si on se fait virer, si on nous prend pour des cinglés, c'est fichu ! »

L'arrivée à la faculté des sciences ce matin-là valait le coup d'œil. Cela ressemblait à un mariage, ou à un enterrement, et Niboyet crut bon de nous présenter et, bien entendu, l'émotion lui fit commettre quelques erreurs, l'ingénieur fut présenté comme professeur, moi, comme colonel, le soldat caché derrière son gros paquet fut baptisé aide-électronicien. Gaillard et son équipe assistèrent au déballage pendant que Niboyet dansait d'un pied sur l'autre, impatient, en affirmant au professeur qu'il ferait peut-être beau au cours de ce week-end. Le professeur dit poliment qu'en juin, généralement, à Marseille, le beau temps persistait au cours des fins de semaine.

L'ingénieur et moi venions de terminer l'installation de l'appareil, le soldat assis tenait dans la main l'électrode, et Niboyet tenait l'autre, prêt à l'appliquer sur la peau du « cobaye » (on lui avait promis après un bon gueuleton avec nous). Mon maître expliqua rapidement qu'il y avait des points de basse résistance sur la peau, Gaillard approuva du chef, admit qu'il y en avait d'autres, pratiquement de résistance nulle, et qui seraient peut-être, et pourquoi pas, les fameux points d'une vieille thérapeutique très complémentaire, mais quelquefois utile, que l'on appelle acupuncture. Gaillard approuvait toujours et demanda qu'on lui cherche, sur le bras, un de ces fameux points ; le soldat lui tendit avec un plaisir évident l'électrode et Niboyet se mit au travail, mais en tremblant légèrement (je dois dire que j'étais, quant à moi, vert de peur). L'électrode cherchait le long de l'avant-bras du professeur, qui poussait de temps en temps un petit cri, car l'électrode rencontrait çà et là des zones de basse résistance. Quand Niboyet arriva sur le point de la main connu sous le nom de Ho Kou, réputé pour son action sur la céphalée et les sinusites, le cri que poussa Gaillard fit arriver du laboratoire situé au fond du couloir au moins huit gaillards en blouse blanche. La secousse électrique fut d'une telle intensité que le professeur sursauta sur sa chaise en un bond d'au moins vingt centimètres ; il semblait maintenant tout à fait choqué et hagard. Pendant que l'ingénieur réduisait sensiblement l'arrivée du courant, chose qu'apparemment il avait oublié de faire, lui aussi impressionné par l'ambiance universitaire, Niboyet pérorait comme si de rien n'était sur les sensibilités relatives des individus au passage du courant électrique, affirmant que lui-même, par exemple, ne ressentait absolument rien. Quand le professeur fut remis de son choc, il dut admettre que, sur cet endroit précis évidemment, le point « chinois » se comportait d'une façon curieuse ; et puisque Niboyet se disait réfractaire au 220 volts, on allait essayer sur lui ! Comment se dérober ? Niboyet n'était pas homme à reculer devant l'épreuve mais il n'en menait pas large. Gaillard mit l'électrode, déclara qu'il ignorait totalement où étaient les points d'acupuncture, mais qu'avec une telle réaction il ne pouvait manquer d'en trouver au moins un ; il déclara cela à mon maître avec un petit sourire qui augurait de bien des surprises, mais l'autre le lui rendit avec l'air de dire : « Tu peux y aller, je suis mauvais conducteur de l'électricité. »

Comme l'ingénieur avait diminué considérablement le courant, rien ne se passait et Niboyet attendait en vain le choc électrique. Je me rendais compte que Gaillard n'allait donc rien découvrir, et, sans que l'on me voie, j'augmentai légèrement le voltage.

Pendant ce temps, Niboyet avait un peu transpiré, comme nous, non pas par crainte, mais parce que le soleil de juin entrait à flots par la verrière et que l'heure de midi allait sonner à l'horloge de l'université. Dans ces conditions, lorsque l'électrode du professeur arriva sur un point chinois, le courant envahit en un millième de seconde le corps entier de mon pauvre maître et il fit un bond à la verticale. « Pour quelqu'un qui ne ressent pas les effluves électriques..., sourit Gaillard, que serait-ce si vous les ressentiez ? »

Le professeur dit que, pour l'instant, il ne pouvait guère se prononcer, mais qu'il serait peut-être possible, après avoir amélioré ce « bazar » électrocuteur, de se livrer à quelques mesures. Nous prîmes congé, Niboyet rayonnait, parlait déjà de miniaturiser l'appareil, de travailler sur des courants moins forts, et... l'on s'empressa d'aller manger une bonne bouillabaisse sur le port.

Commença alors une longue étude, une pénible suite de mini-électrocutions mieux contrôlées, avec des tableaux de chiffres que j'étais chargé d'établir au laboratoire de l'École de l'Air, le dimanche, bien entendu, c'est-à-dire « en dehors des heures de service ». Après deux ans de recherche, la thèse de Niboyet était sur la bonne voie. Je m'appliquais à satisfaire tout le monde en surveillant la santé des élèves pilotes, mon travail principal, à faire tourner le dispensaire d'acupuncture deux fois par semaine, mais je gardais mon samedi pour apprendre, chez Niboyet à Marseille, et je mesurais les résistances cutanées le dimanche. Maintenant, ma petite notoriété grandissait et je commençais à traiter des cas plus difficiles. Après tout, il fallait à l'acupuncture des preuves scientifiques, certes, mais aussi des preuves cliniques bien établies, où le hasard et l'effet psychologique ne pouvaient, à eux seuls, expliquer les résultats obtenus.

Un cas assez exceptionnel se présenta un jour et l'histoire de cette malade aurait dû, en principe, éveiller l'attention de quelques professeurs de la Faculté de médecine si la recherche de la vérité scientifique les avait guidés, hélas ! il n'en fut rien.

Mme X. venait à ma consultation en désespoir de cause, pour un état dépressif dû à un veuvage ancien. Elle avait, me dit-elle, subi une véritable mutilation gynécologique quelques années auparavant avec une « totale » dont elle supportait maintenant le contrecoup. Se disant « sans mari et sans organes », elle était l'image même de la désolation pure et simple, mal habillée, négligée, tout juste propre.

Le petit carnet de Niboyet et le livre de Soulié de Morant donnaient pour cet ensemble de symptômes une dizaine de points, à quelques centimètres au-dessus de la bosse formée par la malléole interne du pied, sur les deux côtés, jambe droite à piquer en premier, jambe gauche en second.

Quelle surprise au bout de deux semaines ! La dame nous revenait fardée, élégante, parfumée et, ce qui frappa les infirmières, avec un petit chapeau à plume tout à fait coquet, sans oublier qu'elle avait un air guilleret, un sourire calme, des gestes féminins, bref, c'était une véritable résurrection ! Je dis à mon adjudant infirmier : « Monsieur Tournaire, vous avez remarqué Mme X., voilà un beau succès de notre acupuncture. — Ou alors, elle a trouvé un jules », grommela mon sous-officier, qui avait beaucoup vécu.

Un interrogatoire savant et discret, avec des allusions voilées comme seuls les médecins en possèdent dans leur cerveau compliqué, vint à bout des secrets de cette aimable malade, qui me fit comprendre qu'elle avait effectivement ce que l'adjudant appelait un jules. Mais cet ami vivait avec elle depuis des années, car leur liaison remontait à très, très longtemps. La dépression allait beaucoup mieux, la joie de vivre était revenue, après quatre séances, quel succès !

Un seul ennui, pas tout à fait bénin : après chaque séance, apparaissait dans l'aine, gros comme un œuf de pigeon, une sorte de ganglion, rouge, que son médecin traitant croyait être un début d'abcès ! Mais, quelques jours après, la grosseur diminuait et tout rentrait dans l'ordre, jusqu'à la séance d'acupuncture suivante ! La patiente disait qu'elle remerciait beaucoup le Chinois d'avoir « inventé » l'acupuncture et ces remerciements m'allaient droit au cœur.

On la vit revenir trois mois après, elle me confia que son jules était tout ce qu'il y avait de plus gentil, un véritable amour, une bonne instruction, de l'argent plein les poches, un cœur fidèle, et que sa passion unique était la vie à deux. « Donc rien de ce côté-là, docteur, c'est une rechute. » Elle était à nouveau mal habillée, échevelée, sans soins ni fard. Au bout de trois séances, l'amélioration se fit à nouveau sentir, mais le nombre de piqûres dut être réduit et la grosseur, maintenant, apparaissait très vite, rouge et douloureuse, à droite.

C'est son chirurgien, à qui je téléphonais pour un autre de mes malades, qui me donna la clé du mystère. Il fut très étonné d'apprendre que la grosseur rouge naissait chaque fois sur l'emplacement où il avait glissé un morceau d'ovaire, comme cela se faisait à l'époque pour conserver une petite vie hormonale aux femmes hystérectomisées. Le greffon se « réveillait » à chaque piqûre du point d'acupuncture nommé San ynn Tsiao, qui avait la réputation d'agir sur l'appareil génital, les dépressions, l'arrêt des règles, et qui accélérait même quelquefois les pubertés tardives des jeunes filles.

C'était là une preuve de l'action de l'acupuncture, en outre par voie sanguine uniquement puisqu'il n'y avait pas d'innervation du greffon d'ovaire. Le chirurgien d'ailleurs en convint volontiers, mais quand j'en parlai à deux gynécologues d'Aix-en-Provence, ils sourirent poliment et déclamèrent ensemble la célèbre phrase latine : « *Testis unus, testis nullus.* »

Au bout de deux ans de pratique journalière, avec le dispensaire et les « samedis » de Niboyet, je mettais les bouchées doubles en me composant un carnet de soins précis, mais je me rendais compte que je piquais d'une façon simplement symptomatique. Un peu comme en médecine occidentale, on fournissait un remède en fonction de symptômes donnés, j'appelais cela « mettre des rustines ». Quand je parlais à Niboyet de ce vieux maître chinois que j'avais vu à Hong Kong, qui parlait de l'excès de yin en haut et du vide de yang en bas, qui tenait compte du « temps qui passe et du temps qui fait », il revenait toujours à son idée, qui voulait que Soulié de Morant avait rapporté de Chine la totalité du savoir. « Il a pris un livre là-bas qui s'appelait *Ta Tchreng*, *Tia Tcheng*, bref un nom comme ça, et je vous assure que là-dedans il y avait tout, alors pourquoi se casser la tête ? »

Récemment, un autre médecin acupuncteur, Nguyen Van Nghi, venait de s'installer à Marseille et son premier livre, tout à fait remarquable d'ailleurs, parlait justement d'une acupuncture beaucoup plus profonde, avec des notions complexes mais qui semblaient tout à fait logiques, issues de deux grands ouvrages de base : le *Ling Shu* et le *Su Wen* ; Van Nghi en donnait des extraits et cela représentait une suite tout à fait attendue de l'acupuncture un peu élémentaire de Soulié de Morant.

Niboyet était furieux que je raisonne ainsi, il fustigeait Van Nghi et le vouait aux gémonies, persuadé qu'il s'agissait d'un Vietnamien usurpateur venu troubler, à Marseille, la sérénité de la bonne acupuncture ! Il en bavait presque de rage !

Alors que « les temps heureux déroulaient leur tapis de fleurs », au bon soleil de Provence, avec des résultats « acupuncturaux » favorables qui me faisaient penser pour plus tard à un cabinet civil dans la région, une nouvelle brutale vint ternir d'un seul coup le rêve en marche, les perspectives agréables et le sourire béat de celui qui croyait à la bonté des cieux : j'étais muté en Algérie !

Depuis un an, tous mes camarades de promotion y étaient partis et si, pour une fois, les grands chefs de Paris m'oubliaient, c'est que ma campagne d'Indochine allégeait mon destin. Dans l'armée, souvent, on prévoit les affectations en fonction de curieux critères, dont le nombre de campagnes, la durée des séjours dans une base, le bon vouloir d'un chef, l'oubli d'un autre.

Un facteur, je devais l'apprendre plus tard, attira l'attention sur moi, mes modestes succès en acupuncture, branche délicate de la médecine pour les uns, pur charlatanisme pour nos mandarins des hôpitaux militaires de l'époque.

Normalement, mon séjour en Indochine aurait pu me dispenser d'aller en Algérie mais, sans doute, au bureau du personnel militaire, un des responsables voulait-il me remettre dans le droit chemin, pour mon bien, avec en tête cette pensée bien intentionnée : « Si je l'envoie en Algérie et même un peu au Sahara, l'envie d'acupuncturer les gens lui passera plus vite. »

Niboyet prit cette mutation intempestive pour une insulte personnelle car il perdait en moi un expérimentateur motivé et désintéressé. Sa thèse risquait d'en être retardée, peut-être même annulée, ce qui représentait pour lui une véritable catastrophe ! Il jura ses grands dieux que les grands patrons du service de santé allaient recevoir des volées de bois vert de la part de ministres amis, des reproches de plusieurs sénateurs, dont deux marseillais, et peut-être même un conseil de modération de la part du président de la République lui-même.

Habitué aux coups de gueule de mon nouveau maître en acupuncture, je m'empressai de le calmer, car, si les relations de cet homme agissaient, je me trouverais dans la terrible situation du « pistonné par en haut ». Ces protections jouent, en effet, pendant un an ou deux, le temps que les choses s'éclaircissent et, au jour de l'avancement en grade, on vous oublie très curieusement sur la liste des promus ; ou alors on vous supprime la Légion d'honneur, suivant un vieux proverbe, toujours asiatique, qui dit : « Si ton ami t'évite un obstacle, il ne sera peut-être pas là pour le deuxième faux pas. Alors bute dans la première pierre, tu éviteras mieux plus tard la seconde. »

Il fallait décourager Niboyet qui avait déjà rédigé des lettres enragées à l'adresse de ses amis haut placés et venait de me prévenir : « Je leur ai écrit une lettre détendue, courtoise, constructive, juste mais nécessaire, vous allez voir ce que vous allez voir. »

Mais j'avais déjà rédigé une lettre par laquelle je me portais volontaire pour l'Algérie, ce qui devait, en principe, montrer en haut lieu que je n'acceptais pas le piston pour couper aux corvées. Je n'ai jamais su si ce geste m'avait apporté un certain crédit mais, un mois plus tard, je débarquai à Alger. Niboyet en était vert de rage ! « Je le fais pistonner par des personnes qui ont serré la main à Kennedy, qui ont serré Khrouchtchev dans leurs bras, qui ont dansé avec la reine d'Angleterre, et il se porte volontaire ! Volontaire, qu'est-ce que cela veut dire, volontaire, à part que mon élève me laisse tomber pour aller se rôtir sous les palmiers ? » C'était presque du Pagnol et l'on imaginait Raimu en train de dire : « Volontaire, qu'est-ce que c'est ça, volontaire ? »

Mais comme le Marius de la trilogie, je pris un jour le bateau à Marseille, car, bien entendu, il fallait s'y attendre, dans l'armée si vous êtes aviateur, on vous envoie en Afrique en bateau, et je suppose que si j'avais été marin, on m'y aurait envoyé en avion ! J'allai faire mes adieux à Niboyet, un peu en m'excusant de le laisser tomber, je lui expliquai qu'en dehors de ma volonté de faire mon petit devoir de militaire, il y avait tout de même deux de mes copains qui venaient de se faire tuer en Algérie. Me faire pistonner pour ne pas y aller représentait pour moi une reculade peu reluisante, d'autant que toute ma promotion y était déjà depuis six mois. Je lui confiai au passage que j'étais très malheureux en ménage et que j'envisageais de divorcer un de ces jours, je prenais donc déjà de la distance, le désert du Sahara s'avérant tout à fait propice à ce genre de réflexion.

J'emportais avec moi le gros détecteur de points d'acupuncture et je lui promis de faire là-bas de nombreuses mesures qui permettraient de continuer à travailler pour sa thèse. Je compris qu'il était très ému, car il me dit : « Il paraît qu'au Sahara il faut mettre un chapeau, à cause du soleil, vous en avez apporté un, j'espère, sinon je vous prête une ombrelle... »

2.

1960-1966

J'arrivais en Algérie peu de temps après la révolte des uns et la contre-attaque des autres, pendant que les fellaghas devaient sourire au spectacle des luttes intestines. La guerre n'en finissait plus et quelques évacuations sanitaires dans le djebel m'en montrèrent toute l'horreur. J'avais été affecté au fin fond du Sahara, mais, avant de partir, on me fit goûter un peu à la bagarre, aux atterrissages forcés des hélicoptères pour ramasser les blessés et ramener les morts. Il me fallait aussi, entre deux petites opérations de ce genre, aller me présenter aux grands chefs, toujours avec leurs casquettes bordées de légumes dorés, chères à Cantoni. Ceux-là, loin de Paris, se consolaient en logeant au très bel hôtel Saint-Georges, tout en haut, sur la colline, là où les balles qui sifflaient, comme l'a dit quelqu'un, n'étaient que des balles de tennis.

C'est là qu'on m'annonça que j'allais partir à In Amguel-In Ekker, base atomique secrète à cent kilomètres environ de Tamanrasset, et où l'on faisait « péter » *(sic)* des bombes nucléaires comme à Reggane, mais sous les montagnes de granit des contreforts du Hoggar. Avant de partir, on m'envoya, pour quelques jours, à Blida d'où nous partions souvent sur les lieux de combat, toujours pour y ramasser notre plein de misère humaine. Par la suite, en rentrant en France, je devais avoir l'amère déception d'être obligé de me battre pour obtenir la carte de combattant, et la croix qui allait avec...

L'avion qui nous menait à In Amguel-In Ekker était un de ces vieux DC 3, appelés Dakota, qui, après avoir fait la guerre de 1939-1945, équipaient l'armée française d'Indochine où je les avais souvent empruntés. Ils finissaient maintenant la guerre d'Algérie avant probablement d'être revendus aux petites lignes aériennes péruviennes et de faire la dangereuse navette entre Lima (en bas) et le Machu Pichu (en haut). En tant que médecin-capitaine, j'avais droit à un fauteuil comme l'équipage, là-bas devant. Quant aux douze sous-officiers, ils posaient leurs dures fesses de militaires sur les sièges de fer, les soldats étant, eux, carrément assis par terre.

En écrivant que le silence régnait dans l'appareil, je me sens obligé d'ajouter que l'âge de ce Dakota devait avoir un peu fatigué quelques rivets, desserré quelques boulons et quelques vis, car nous avions tous l'impression d'être dans le moteur lui-même ou, tout au moins, à quelques centimètres de lui. Ne sachant pas parler par gestes, tout le monde se taisait et les plus curieux regardaient par les hublots en s'imaginant qu'ils verraient quelque chose d'autre que le Sahara, beige et blanc, à perte de vue.

Cinq heures après, le Dakota se posait à In Amguel, de nuit. Je ne vis à ce moment-là que quelques tentes ballottées et le faux Touareg qui prit mes cantines pour les emmener Dieu sait où me dit que j'arrivais en plein Rhamsin. J'appris plus tard que c'était le vent de sable, mais sur l'instant, je crus qu'il s'agissait d'une fête locale, d'un genre de Ramadan du Sud. Au bout de deux heures de piste, dans une atmosphère de fin du monde, nous arrivions au camp, plongé dans un coton beige et poudreux.

J'allais apparemment être logé dans une sorte de boîte posée sur le sable, un peu comme ces petites cabanes que l'on voit sur les chantiers et où les ouvriers habitent eux aussi. Pendant toute la nuit, j'hésitais à arrêter l'aérateur, effaré par le nombre de boutons qu'il fallait tourner pour avoir soit de l'air frais, l'été, soit de l'air chaud, l'hiver. Le thermomètre indiquait 15°, je grelottais de froid et je me disais : « Il a fallu que tu viennes au Sahara, à quelques kilomètres du tropique du Cancer, pour avoir le dos gelé en plein mois d'août ! »

Le lendemain matin, je fis connaissance avec le Centre d'études militaires des oasis, dont j'étais le médecin-chef. On disposait chacun d'une petite cabane blanche, avec douche et aérateur, et je devais bientôt survoler en hélicoptère tous ces cubes déposés sur le sol comme si quelque géant avait renversé une boîte de sucre.

Le colonel me reçut avec bonté, c'était un polytechnicien qui s'y connaissait en bombes atomiques et m'expliqua qu'à trente kilomètres au nord, c'était In Ekker où se trouvait un énorme support logistique. Les civils du Commissariat à l'énergie atomique creusaient un tunnel sous une montagne pour y faire sauter un de ces jours une grosse bombe. Nous, nous étions à In Amguel, tout près du Hoggar, dont on voyait les montagnes bleues dans le lointain, un paysage extraordinaire.

Après avoir fait le tour du propriétaire, je m'aperçus que mon infirmerie-hôpital était le seul centre de soins à plus de six cents kilomètres à la ronde puisque, à Tamanrasset, il y avait simplement une petite infirmerie. Le règlement disait qu'il s'agissait d'une base secrète, que personne ne devait pénétrer sans trois laissez-passer au moins, plus un dosimètre pendu à la poche droite de la chemise pour les fuites atomiques éventuelles. Tout individu pénétrant en fraude dans le camp risquait au minimum la prison à vie ! En réalité, tout le monde entrait et sortait car la base employait des indigènes venus du village d'In Amguel, situé à quinze kilomètres au sud du camp ; il s'agissait la plupart du temps d'Harratines, c'est-à-dire de descendants d'esclaves nigériens raflés par les Touaregs au bon temps de l'anarchie africaine. On les appelait les PLO (populations laborieuses des oasis), ils servaient à la cuisine, balayaient les lieux de réunions et le mess, creusaient des trous et nettoyaient les voitures. Le soir, ils rentraient à pied chez eux, heureux d'avoir ramassé quelques francs, véritable fortune pour le Saharien moyen.

Notre hôpital, situé loin de la montagne, était prévu pour recevoir les malades et les blessés, y compris ceux qui seraient contaminés, ou pire, irradiés, au cours des expérimentations futures ; trois mille hommes, civils et militaires, travaillaient pour remuer une montagne de mille cinq cents mètres d'altitude et de quarante kilomètres de circonférence à sa base, bloc de granit posé là, tranquillement, depuis quarante millions d'années, et qu'on voulait réveiller en lui mettant le feu aux tripes.

Je me trouvais à la tête de treize médecins, chirurgiens, anesthésistes, traumatologues, deux pharmaciens, quinze infirmières, tous plus ou moins appelés du contingent, mais pleins d'enthousiasme. J'avais aussi un adjoint, médecin-lieutenant, et un interprète, car nous étions amenés à soigner les PLO, et je me disais déjà, pourquoi pas par acupuncture ?

Personne ne critiqua mon intention, tous mes adjoints m'aidèrent, au contraire, à déballer le détecteur de points, on m'interrogea poliment sur l'acupuncture, qui leur était inconnue, et le médecin-lieutenant me demanda à être initié à cette remarquable spécialité. Un pharmacien se disant connaisseur en électricité me signala que mon gros appareil de mesure devait être protégé contre le sable, ennemi numéro 1 de la région, et qu'en plus, il fallait absolument relier l'engin à la terre pour éviter les courants de fuite. Aussitôt, deux infirmiers se mirent à creuser un grand trou où furent déposées des couches de charbon alternées avec de la soude ou Dieu sait quoi, par-dessus un gros treillage de cuivre. On recouvrit le tout de terre et un PLO fut chargé d'arroser la « terre » tous les matins pour que les courants de fuite se concentrent dans la fosse.

On me saluait, on se mettait au garde-à-vous, quant aux PLO et à l'interprète, ils me faisaient les salamalecs grand modèle réservés aux chefs.

Comme je m'étonnais d'un tel respect, moi qui avais

jusque-là passé mon temps à saluer les autres, obéi à des supérieurs, supporté leurs manies, patienté à écouter leurs histoires de guerre, et souvent bien souffert de leurs injustices, un de mes camarades de l'armée de l'air, retrouvé à In Amguel, m'expliqua ce que j'étais devenu sans le savoir : « Mais, ici, tu es le grand caïd et tu ne t'en rends même pas compte ; un mot de toi et le gars qui part en permission en France ne part plus ; au moindre bobo, tu évacues un type sur Paris où il va se la couler douce en convalescence prolongée. Tous tes médecins, qui sont là depuis des mois et qui ont épuisé depuis longtemps leurs maigres jours de congés avec voyage gratuit vers la métropole, eh bien, tu peux toujours les envoyer en mission, tous frais payés, où ils veulent, sous prétexte que la machine à laver de l'infirmerie est en panne et qu'il faut aller en chercher une autre à l'usine de Puteaux. Les garçons du mess, qui vont te servir à midi et le soir, sont là depuis seize mois ; tu peux les faire muter à Nice chez Maman ou à Besançon chez Tonton parce que le climat ne leur convient pas. Même le colonel, l'aumônier, l'intendant, les pilotes, tu es leur grand chef médical, coco, alors continue donc à te faire saluer et surtout, laisse entendre que tu es le patron pas commode. »

Pour la première fois, je me sentais bien, et je m'empressai d'ouvrir une consultation d'acupuncture, en plein cœur du Sahara. C'était une grande première mondiale et les patients ne manquaient pas, avec les maladies dues à la sécheresse, les allergies solaires, les dépressions de la solitude, les ardeurs à refréner en raison du manque total de femmes. Bientôt, on sut, au-delà des barbelés du camp, qu'il y avait un Haptebbib, médecin-major, qui guérissait des maladies en piquant la peau avec des aiguilles d'or, et l'or au Sahara, c'est la seule richesse, juste avant les chameaux et le nombre d'épouses.

Je déclarai que mes soins devaient s'étendre aux PLO, à leurs familles et même aux tribus touarègues qui campaient non loin de là ; le colonel protesta, parla du règlement, du secret, et quand je lui eus dit que les PLO balayaient son bureau en son absence et ramassaient même les corbeilles à papier où se trouvaient des lettres, il admit qu'on pouvait soigner tous ces gens-là, mais alors à l'extérieur du camp ! Ce qui fait que les indigènes qui travaillaient dans le camp militaire devaient en sortir pour aller se faire soigner, afin de respecter le règlement qui imposait aux indigènes l'interdiction d'entrer. Digne de Courteline...

Bien entendu, comme l'infirmerie-hôpital avait des bâtiments jouxtant les barbelés, je fis ouvrir une porte secrète pour que les indigènes puissent y pénétrer de l'extérieur. Par contre, ils ne pouvaient aller plus loin, ils devaient ressortir et ne point entrer dans le camp. Ô simplicité de l'esprit militaire !

Grâce à la diligence intéressée de mes subordonnés et au PLO qui arrosait avec assiduité ma prise de terre, mon détecteur surveillé de près par mon pharmacien fonctionnait à plein rendement. Quand je cherchais un point à piquer avec l'électrode (bien mise au point et qui ne donnait plus de décharge électrique) et que la lampe rouge signalait la très basse résistance, la magie de l'homme blanc triomphait ! Je piquais alors l'aiguille d'or, ou d'argent, là où la lampe rouge venait de s'allumer, et le malade, qu'il fût harratine, touareg, berrichon ou breton, restait baba ! L'acupuncture tant décriée jadis devenait quelque chose de scientifique pour tous ceux qui voyaient cette fameuse lampe rouge s'allumer. Mes médecins du contingent, presque tous brillants internes des hôpitaux, très spécialisés, futurs professeurs de faculté, devaient ricaner en douce de l'acupuncture, le soir, dans leur chambrée, et sans témoins. Mais là, avec les cadrans et la lampe rouge, ils commencèrent à changer d'avis.

Bientôt, le colonel me demanda une conférence sur ce sujet, me disant que cela distrairait les hommes, que de telles approches pouvaient déboucher sur bien des carrières, provoquer des motivations, renouer les liens de l'Occident avec l'Orient, tout cela dans le grand Sahara, pépinière de chercheurs, de héros, d'innovateurs; c'est fou comme un colonel polytechnicien peut tourner des phrases bien redondantes pour décrire une chose toute simple. La veille, mon copain de l'armée de l'air m'avait dit : « Dis donc, toubib, si tu nous faisais un laïus sur l'acupuncture, quand le cinoche est en panne. » On ne pouvait pas être plus simple, ça frisait l'inconvenance envers le grand chef que j'étais devenu... mais il venait d'exprimer le vœu de tous.

Dans le désert, le téléphone arabe va plus vite qu'ailleurs, très probablement en raison des espaces immenses balayés par le vent. Un soir, mon interprète Ali, qui représentait tout de même quelque chose puisqu'il était allé à La Mecque, m'invita au village d'In Amguel, chez son père, qui était « comme moi toubib » et qui plantait, ô surprise, lui aussi, des petites aiguilles. « Pas encore en or, riait Ali, parce que mon père n'a l'or que dans le cœur et pas dans les doigts, mais tu sais, il soigne les gens, il pique avec les aiguilles de ma mère qui coud les djellabahs, mais ça marche bien aussi, viens, tu mangeras le couscous au poulet. »

C'est ainsi que je le rencontrai au village d'In Amguel, fier de ses trente zéribas (maisons de paille), ses foggarahs (tranchées où circule l'eau), ses maisons roses en pisé et ses innombrables poulets. On mangea le couscous en famille et l'on peut dire que tout le village, c'est-à-dire environ quatre-vingts personnes, était venu voir la « confrontation éclairée des médecins locaux ». Le vieux marabout me dit tout d'abord qu'il doutait de mes qualités médicales et ceci pour deux raisons : la première, c'est que je ne portais pas le képi rouge en velours. Je dus lui expliquer que l'uniforme de l'armée de l'air comprend une casquette et pas de képi; il me rétorqua que lui, ancien et savant, comprenait bien cela; mais si j'avais, comme on le disait dans le pays, l'intention d'aller soigner les Touaregs chez eux, l'absence de képi rouge serait rédhibitoire, autant arriver avec un pot de fleurs sur la tête, on te prendra pour un fou (gros rire des quatre-vingts personnes, instruites par l'interprète Ali qui traduisait). Puisqu'il parlait un peu le français, je dis au père d'Ali que je me procurerais sans faute un képi rouge, il me dit que j'étais un sage. La deuxième raison concernait directement l'acupuncture, car, généralement, les Haptebbib se servaient de petites pilules de couleur ou de cachets qui faisaient des bulles. Pas de képi rouge, passe encore, les Français sont si bizarres, mais sans la prise de médicaments, et des piqûres avec l'aiguille qui n'a pas la seringue derrière, avec le poussoir et le liquide, ça sent franchement le guérisseur, ou alors l'armée française est devenue très pauvre (air consterné des quatre-vingts personnes). Je n'allais pas raconter l'Indochine, Soulié de Morant, la médecine chinoise traditionnelle ! Tout juste si les gens d'ici connaissaient Tamanrasset. Alger représentait notre New York, Agadès notre Chicago, alors la Chine et les Chinois, c'était un délire verbal qui aurait convaincu le vieux de ma qualité de cinglé guérisseur, membre d'une armée française ruinée.

Alors je parlai de l'électricité, du « couranlitric », des lampes rouges, de l'électrode-pointe qui faisait rentrer le « couranlitric » dans la peau, comme la piquouze qui fait rentrer le « médicament », eh bien là, c'est le courant qui entre, et le « couranlitric », tu sais que ça donne la lumière, la chaleur, le téléphone, le radiotransistor (la moitié des quatre-vingts personnes agitèrent leurs transistors pour montrer qu'ils connaissaient et un début de cacophonie fut vite réprimé par un geste du vieux). « Alors aussi, tu sais que ça guérit des maladies. » Le vieux hocha la tête et ce fut un grand moment, car on peut dire, sans mauvais calembour, que le courant venait de passer entre nous. Mais ce fut aussi un grand embêtement, car, avec la rapidité du télégraphe arabe, les tribus touarègues de l'Adrar et du Tafilalet, les Kell rella de Ti Ouélé Ouélé, les familles du Tidikelt jusqu'à Faya. Largeau allaient être averties. Que dirait mon colonel ? Cette petite lampe rouge n'avait-elle pas allumé la mèche qui allait mener ma carrière à sa perte ? À ce stade, on peut se rendre compte que le soleil saharien tapait trop fort sur ma tête et que je gambergeais, pour parler le bon français des faubourgs. Je me voyais déjà en haut de l'affiche, comme dit la chanson, mais, en réalité, le Sahara est si grand que notre petit camp ridicule et toute cette histoire seraient oubliés huit jours après mon départ. Je ne serais pas l'objet de chansons indigènes du genre de :

Ah oui, li venu di Frankaoui dans désert du Targui
Piti doteur sans képi à l'aiguille d'or
Lui parti mais lui risté dans le cœur
Di tous li maladi qui lui guéri

Demandez à un Targui, en 1960, qui est Laperrine et qui est le Père de Foucauld, il vous dira poliment qu'il n'y a plus le perrine et que le père de Foucou, il connaît pas et son fils non plus, inch Allah barak alla oufik...

Le vieux marabout d'In Amguel piquait derrière le genou, dans le creux poplité, comme on le nomme officiellement, jusqu'à ce que ça saigne bien, et il épanchait le sang avec un morceau de chiffon sale. Ce point, qui est connu en médecine chinoise, a la réputation de traiter le lumbago aigu, et le malade présent en souffrait depuis huit jours. Il avait fait péniblement cent vingt kilomètres pour venir se faire soigner, et déjà, il se levait, surpris et content, pour repartir vers Amguid d'où il venait, après avoir payé le marabout avec cinq kilos de sucre, cinq pains de sucre pointus dans leur papier bleu, comme on en trouve encore dans les petites épiceries arabes du Sud.

Comment le vieux marabout d'In Amguel connaissait-il ce point, et quelques autres ? Son père et son grand-père les piquaient, c'est tout. Je me demandais si je devais lui en montrer d'autres, mais je crus bon, pour ne pas le vexer devant les autres, de rester discret, car chez les Arabes, si le roumi apprend quelque chose au marabout, alors c'est que le marabout est un inférieur. Et être l'inférieur, à presque quatre-vingts ans, d'un jeune roumi de trente-cinq ans, ça ne va plus, il faut faire attention à ce que l'on dit, dans le Sahara en particulier !

Mon colonel était finalement un sage, car lorsqu'il apprit

cet espèce d'engouement indigène pour l'acupuncture, il devança mes prévisions et me dit qu'après tout, du moment que les hélicoptères partaient patrouiller tous les jours autour du camp et atterrissaient quelquefois près des tribus touarègues pour inspecter le secteur, je pourrais peut-être aller avec le pilote et faire un peu d'AMG (assistance médicale gratuite). Je bondis à cette proposition et je partis désormais en balade tous les jours avec une Alouette II à la recherche d'éventuels éléments étrangers susceptibles de s'intéresser de trop près aux essais atomiques français du Centre d'études et d'expérimentations militaires du territoire des Oasis. Dès que l'on apercevait des tentes en poils de chameau, alanguies auprès d'un point d'eau et de quelques arbres rabougris, on atterrissait à proximité et on prenait le thé avec les Touaregs.

On demandait s'il y avait des malades, il y en avait toujours, des vieux qui toussaient, des enfants à vacciner, des pustules, des furoncles, mais ils s'enfuyaient dès que j'approchais avec mes seringues ou mes boîtes de médicaments. Je n'avais pas pris de képi rouge, ce qui était vraiment une grande erreur.

Les voyages au-dessus des regs et des tas de cailloux furent plus heureux les jours suivants car je me mis sur la tête le képi rouge de mon adjoint qui, lui, faisait partie de l'armée de terre. Il venait de passer capitaine, heureusement, sinon je serais allé chez les Touaregs avec deux galons au képi et trois sur les pattes d'épaule.

Et puis, un jour, je rencontrai sous une tente vaste et fraîche une jeune femme, une Targaya, que l'on m'amena comme une pestiférée ; elle me montra ses narines, son front et traduisait sa douleur par une grimace. Après un examen rapide avec la petite lampe de Clarke et un petit refouloir, je pus rapidement voir qu'il s'agissait d'une sinusite frontale. Alors, machinalement, je sortis de ma poche ma petite trousse et fichai de chaque côté des narines deux petites aiguilles d'or, et deux d'argent sur les mains. Les femmes touarègues ne sont pas voilées et je les voyais rire et se moquer de la malade. Les hommes qui, eux, sont voilés jusqu'aux yeux, ne pouvaient pas me révéler leurs pensées, et je n'étais pas tout à fait tranquille. Dans le désert, on ne soigne pas une femme ; on la laisse se débrouiller.

En quelques minutes qui me parurent des heures, la jeune femme me fit comprendre que sa douleur frontale s'améliorait, elle le disait aux autres, semblait-il, en tamachek, langue touarègue que je ne comprenais pas. Puis deux ruisseaux de pus verdâtre commencèrent à descendre de ses narines et elle dut se pencher en avant, éternel féminin, pour que son vêtement bleu de nuit ne soit pas taché. Ce fut alors un remue-ménage sous la tente, les hommes parlaient haut, les femmes piaillaient, les enfants pleuraient de crainte, et la brave fille essuyait avec dégoût ce liquide immonde qu'elle devait prendre pour l'excrétion diabolique d'un quelconque esprit malin. Je pris alors un flacon de désinfectant, que je lui versai dans les narines après lui avoir penché la tête en arrière ; sa chevelure coula comme une cascade et son vêtement glissa, c'était une très belle fille qui me fit penser à Antinéa.

On enveloppa mes quatre aiguilles d'or dans un linge immaculé avec des précautions d'artificier après que la jeune fille eut montré les objets aux Touaregs présents, qui examinèrent avec crainte et respect ces pointes amenées par les roumis et dont l'or attestait la grande valeur « tous azimuts ». Le chef en blanc et bleu foncé me fit un discours que je ne compris pas mais où je crus déceler de la reconnaissance, de l'admiration et le respect le plus profond. Je le remerciai à ma façon en faisant quelques petits salamalecs discrets, que les Arabes d'In Amguel m'avaient appris ; le marabout du village, que je revis plus tard, me dit que l'histoire des aiguilles d'or courait dans le désert et que l'on m'appelait déjà, chez les nomades, « le petit homme aux aiguilles d'or »... J'appris même que la fille avait servi de cobaye et que les hommes, désormais convaincus, viendraient se faire soigner.

J'eus ainsi à traiter quelques cas faciles, mais, comme le prédit le fidèle Ali, bientôt les nomades m'amenèrent des malades mourants, des tordus de naissance, des tuberculeux, des aveugles et des sourds-muets. Ils ne comprenaient pas mon impuissance à guérir leurs parents disgraciés et me faisaient comprendre par gestes qu'il fallait impérativement que je fasse sortir le démon vert par leurs narines.

Aussi mon crédit s'écroula-t-il plus vite que prévu mais l'histoire des petites aiguilles continua à courir le désert ; on disait que je ne savais pas ou ne voulais pas guérir tout le monde, car, peut-être, on ne m'avait pas assez récompensé ou payé.

Une évacuation sanitaire vers Alger me permit à l'époque de rencontrer un homme charmant, Français, médecin, qui exerçait l'acupuncture à El Biar, un peu à l'extérieur de la ville, le docteur Grall, disparu depuis quelques années. Sa réputation était grande mais n'avait pas franchi les limites de son quartier et beaucoup de médecins riaient de sa médecine chinoise. Il me raconta que, quelque temps auparavant, un de ses amis l'avait emmené sur un site de fouilles préhistoriques sur la commune de Tiaret, où se dressait autrefois la ville romaine de Columnata. Un certain M. Cadenat, éminent historien de la Société de géographie et d'archéologie d'Oran, venait de publier, dans la revue *Libyca*, le récit d'une découverte particulière en 1955. Il avait, en effet, trouvé dans une tranchée profonde des restes néolithiques où l'on put observer des sépultures contenant un squelette bien conservé avec de petites pointes de pierre visibles, encore fichées dans certains os, le sternum, par exemple. Ces « fléchettes », très fines, ne pouvaient être à l'origine de la mort du sujet, et les photos de ces petits instruments montrent qu'il s'agirait plutôt de petits poinçons de pierre d'un à trois centimètres de long, faits de silex (*Bulletin de la Société d'acupuncture*, n° 38, 4e trimestre, 1960, Paris).

S'étant rendu sur les lieux où les instruments étaient conservés et les photos exposées, le docteur Grall fut persuadé que l'on se trouvait devant une possibilité de « séance d'acupuncture » antique, remontant à près de 25 000 ans et donc bien antérieure à l'acupuncture chinoise. En ayant discuté avec d'éminents archéologues dès mon retour en France, en 1963, j'acquis moi aussi la certitude de l'existence de thérapeutiques très anciennes, car, en cherchant des pointes de flèches préhistoriques dans le Sahara, où elles fourmillent, j'ai souvent trouvé aussi de petits amas de poinçons de pierre fragile, finement taillés, qui ne pouvaient être ni des armes ni des moyens de couture. Ce qui fortifiait mon idée était aussi la pratique des marabouts locaux, que je vis à Djanet, à Agadès et même au Tchad, planter des aiguilles de couturière ou même de fins éclats de silex, pour soigner quelques affections courantes avec une dominante quasi permanente, la douleur.

Mais ce sont là des choses qui n'intéressent que les passionnés, ceux qui ont soif de savoir et qui voient quelquefois trop là où les autres n'en voient pas assez. En quelques mois, on ne parlait plus guère de pointes de silex, de mesures de points cutanés. La date de la première explosion atomique souterraine française approchait et il fallait prévoir le pire, les banques de sang, les stocks de médicaments. Heureusement, tout cela ne servit à rien et la bonne vieille montagne supporta cinq chocs en deux ans dans ses entrailles et ne devait se fendiller dangereusement que bien plus tard, à peu de frais, Dieu merci, lorsque les hommes dépassèrent la limite de patience des montagnes du Hoggar.

Au bout de deux ans de Sahara et six mois de courses diverses en Algérie et en Afrique, il fallut bien rejoindre la métropole ; j'avais recueilli pour Niboyet des milliers de mesures sur des centaines de mètres carrés de peaux noires, blanches et café au lait. Pendant ce temps, l'ingénieur de l'École de l'Air avait réussi à miniaturiser un détecteur de points tout à fait original, sans douleur, et dont Niboyet faisait le fer de lance de sa thèse.

En France, où je me retrempais très difficilement dans le fouillis politico-social, l'attitude des grands chefs du service de santé n'avait pas changé, et leur fauteuil de velours non plus. Je dus remplir un formulaire pour choisir une nouvelle affectation ; je réclamai le Midi, ce qui me fit affecter, bien entendu, dans le Nord, heureusement proche du Centre d'essais en vol où mon colonel Cantoni s'était lancé dans l'expérimentation « en grand », compte tenu des ressources fabuleuses du laboratoire de biologie aéronautique dont il était le patron.

Comme il fallait s'y attendre, on m'expliqua, avec beaucoup de courtoisie que, hélas, tous les postes du Midi se trouvaient en excès de personnel, que je devais comprendre qu'en arrivant du soleil, des oasis lumineuses où des bayadères accortes font la danse du ventre, je devais accepter les brumes du Nord. Je fis semblant d'être ravagé de désespoir et je partis en claquant la porte, mais pas trop fort tout de même. À Paris, le médecin-colonel Cantoni téléphona au général commandant la région et lui dit, devant moi : « Salut, Arthur, comment vas-tu ? » (Ils étaient lieutenants tous les deux en Angleterre en 1943.) « Te rappelles-tu le petit capitaine-médecin qui piquait les fesses de ta femme pour son lumbago à Salon-de-Provence ? Oui, c'est lui, je voudrais l'avoir avec moi ici, et les médecins-généraux à casquette bordée de légumes dorés veulent le mettre, dans les radars, à Doullens, tu sais où c'est, toi, Doullens ?... Oui, bien sûr, il en faut partout, des toubibs, mais celui-là a un an et demi d'Indochine et deux ans d'Algérie ; alors, hein, tu en connais beaucoup qui, à 37 ans, ont déjà plus de quatre ans de campagne ? Si tu regardais un peu du côté de ceux qui ont gardé leur cul sur la chaise des ministères depuis dix ans à Paris, tu vas en trouver plein à envoyer à... comment ça s'appelle déjà ce bled pourri, oui, Doullens. »

Je me trouvais donc à Brétigny-sur-Orge, centre d'essais en vol célèbre et qui possède la plus grande centrifugeuse d'Europe pour habituer les futurs cosmonautes aux accélérations et aux brutalités des vols spatiaux.

Je trouvai Cantoni dans une cage de Faraday, grillage qui évite les courants parasites qui viennent fausser les mesures. En effet, lorsque vous évaluez par exemple des différences de potentiel, si une machine à laver tourne à dix mètres de là, vous recueillez dans votre appareil des potentiels supplémentaires qui sont un facteur d'erreur.

Je me souviens d'avoir participé à une série d'expériences chez un ami adorable qui croyait tout savoir en électricité et qui restait fasciné par les mouvements de l'aiguille d'un galvanomètre, en souriant de plaisir.

« Regardez, regardez, quand j'arrive sur une zone du bras, l'aiguille part brutalement à droite et, ailleurs, elle ne bronche pas, ah, comme c'est beau, la science ! Vous allez voir qu'avec mes mesures de potentiel, et non pas de simple résistance électrique, on va pouvoir, vous et moi, faire la deuxième thèse de sciences, comme Niboyet va être fier de nous ! »

Je n'y comprenais pas grand-chose et je doutais beaucoup de ces expériences faites sur un coin de table, mais je me rendis surtout compte d'une curieuse répétition. En effet, l'aiguille partait toujours à droite du cadran en même temps qu'un bruit lointain qui venait du palier de la porte d'entrée. Je demandai à mon ami de continuer ses mesures, en lui assurant que j'allais revenir très vite. Puis j'ouvris la porte de l'ascenseur pour l'immobiliser et revins dans la « salle d'expériences ». Mon ami était catastrophé, car depuis que j'étais parti, l'aiguille ne bougeait plus ! Pourtant tous les voyants restaient allumés et le voltmètre ne donnait plus rien ! Quelle déception ! « La méthodologie, lui dis-je, cela s'apprend. » Une autre fois, j'eus à recevoir un monsieur très élégant qui portait une mallette encore plus élégante, contenant un petit appareil « électronique », à piles, qui, non seulement détectait le point, mais désignait aussi ceux qui devaient être piqués et ceux qui ne devaient pas l'être !

« Mais je vous réserve une surprise, cher docteur ami, je

puis vous appeler ainsi, n'est-ce pas ? Nous allons faire de grandes choses ensemble, et qui sait, hé hé hé, peut-être faire fortune ! Voilà, vous savez comme moi que les gens ont très très, mais très très peur des aiguilles (non, moi je ne l'avais jamais remarqué), alors ça y est, on ne pique plus, on jette les aiguilles, et hop, par la fenêtre les aiguilles ! Au lieu de terroriser les gens par un procédé honteusement rétrograde, on appuie là, vous voyez, sur le petit bouton, et rehop, l'électrode ne cherche plus le point, elle le stimule, et le malade ne sent rien, car il est seulement traversé par un courant de pile, 2,5 volts, mais mais, mais, et vous le devinez, sous un dixième de milliampère, et pendant un quart de seconde ! Et le voilà guéri, le malade, content, enchanté, sans risque d'hépatite virale (on ne connaissait pas encore le sida). »

J'étais très surpris, car j'ignorais encore tout cet environnement de fausse science qui allait envelopper l'acupuncture d'appareils de plus en plus miniaturisés et rutilants, d'une valeur pratiquement nulle malgré leur prix très élevé. Quand ce bonimenteur eut fini son exposé, j'étais prêt à essayer l'appareil, pourquoi pas. Il fallait tester avant de réfuter, sinon je retombais dans le défaut dont j'accablais la médecine classique, de nier tout en bloc sans connaître le sujet. Hélas, le bonimenteur, pensant pouvoir enfin me convaincre, ajouta qu'il venait de déposer quatre de ces appareils chez MM. X, Y et Z, des escrocs très connus de la ville, qui prenaient dix malades à la fois dans des petits box de deux mètres cubes. Les infirmières piquaient elles-mêmes les patients, le « maître » ne faisant que dicter, de loin, les points à stimuler. On ne laissait en place les aiguilles que dix minutes, on donnait un rendez-vous pour la semaine suivante, puis rhabillage et passage à la caisse...

De temps en temps, une très belle secrétaire criait à la cantonade : « Est-ce que Mlle Brigitte Bardot est arrivée ? C'est inconcevable, elle est toujours en retard, le Maître va lui tirer les oreilles. » En réalité, BB n'avait jamais pris rendez-vous mais cet appel faisait un sacré effet dans la salle d'attente ! Et comme ce cabinet était situé dans une des plus belles avenues de la ville, les « clients-patients » en ressentaient de la fierté ! Voilà pour M. X. MM. Y et Z utilisaient d'autres procédés, des appareils qui disaient quels points piquer en fonction de l'horoscope ou du zodiaque, des faux rayons, des faux lasers, des faux enregistreurs d'« énergie », des « balances électromagnétiques »... Le bonimenteur avait eu tort de citer les noms de « testeurs d'appareils miracles », car, à cela, je répondais toujours la même chose : « Il faut absolument vous rendre à Brétigny-sur-Orge et présenter l'appareil au grand scientifique Cantoni, directeur du Laboratoire de médecine aérospatiale, qui vous recevra, surtout si vous dites que vous venez de ma part. »

Au Centre d'essais en vol, le marchand véreux passait un mauvais quart d'heure entre les mains de Cantoni, qui l'assommait à moitié en criant : « Mais il est bon votre appareil, dites donc, il ne fait pas mal, vous ne sentez rien, n'est-ce pas ? Non, parce que si vous souffrez, votre appareil ne vaut pas grand-chose. » Et, en disant cela, Cantoni écrasait le bout des doigts du bonhomme en tournant à fond le potentiomètre distributeur de courant.

Quelques charlatans ont pu être ainsi démasqués mais combien de faux mages ont-ils réussi à berner et escroquer des patients crédules, ruinant ainsi le crédit de l'acupuncture. Car, bien entendu, quand vous essayez de convaincre un quelconque personnage susceptible de vous aider, il vous sort souvent sa flèche du Parthe : « Ah oui, l'acupuncture, comme la pratique M. X, Y ou Z... » et tout est perdu ! Heureusement, à l'occasion de certains travaux, Cantoni et moi réussissions à montrer quelques petites choses, des enregistrements de pouls chez des malades particuliers, des résultats de traitement avec mesures de paramètres biochimiques, nous travaillions beaucoup, mais comme les grognards de l'Empire, nous n'avancions guère.

La seule satisfaction, presque morbide, était d'entendre des personnages haut placés dire tout haut, dans les nombreux cocktails du Centre d'essais en vol, « ah, mon cher Cantoni, comme je suis heureux de vous dire que ma sciatique s'est envolée deux heures après avoir reçu vos petites aiguilles ». Les médecins-généraux présents souriaient à contrecœur et vouaient l'acupuncture aux gémonies ! Ou alors une femme de ministre accrochait mon maître ravi et lui disait, pour que les autres l'entendent : « Vous savez, docteur, que vous m'avez sauvé la vie ? Plus de migraines, envolées les migraines, vous savez qu'ils vont être furieux au Val-de-Grâce »... et de rire.

Il faut dire à son corps défendant que Cantoni, non seulement ne cherchait pas les honneurs, mais se comportait très souvent d'une façon, disons, curieuse. Bien sûr, il restait grand misogyne et misanthrope, il jetait des anathèmes à voix haute et ripostait aux petits reproches par de grandes volées de bois vert qui sidéraient ses interlocuteurs. Et il avait horreur qu'on l'ennuie.

Un soir, au cours d'un banquet à l'occasion de la mise en service de je ne sais plus quel appareil supersonique de M. Dassault, Cantoni se trouva assis à côté d'une femme excitée qui le connaissait. Je la voyais agiter les mains pour expliquer son cas et je devinais, de loin, qu'elle lui parlait d'acupuncture. Elle avait un décolleté qui laissait voir la moitié de sa poitrine opulente et la partie basse de son abdomen. J'appris plus tard que cette femme se plaignait de ne pas avoir d'enfant, elle désirait un garçon, voulait absolument venir consulter le docteur Catouni (Cantoni détestait qu'on déforme son nom) et elle le houspillait familièrement, ce qui énervait mon vieux maître qui commençait à donner les signes d'un de ces coups de tonnerre dont il en avait le secret. Je le vis soudain prendre une fourchette en argent, la tremper dans le pot de moutarde et la planter sous le nombril de la dame qui poussa un cri à dévisser les ampoules du plafonnier. On se précipita, Cantoni se tordait de rire, et des femmes entouraient la blessée, qui venait de s'évanouir ; la fourchette était plantée dans le ventre !

Cantoni dit au mari qu'il fallait absolument que cette femme ait son petit garçon, mais que sa crainte des aiguilles la faisait hésiter. « Alors, dit mon maître avec tout le sérieux du monde, je me suis dit qu'il fallait la piquer à son insu, par surprise, sur le point célèbre du "méridien de conception", le Tchong Koann, très exactement, avec ce que l'on avait sous la main, une fourchette !... Conception, oui, mais d'un garçon, comment ? La moutarde est yang puisqu'elle pique, or le garçon est yang, alors que la fille est yin, donc la moutarde fait sûrement l'affaire, de plus c'est un antiseptique, pas de danger d'infection. »

Le mari hésitait entre un duel à la loyale ou des remerciements pour cette thérapeutique de pointe, appliquée ainsi, avec une maestria tapageuse mais spectaculaire. Il prit l'excuse du malaise de son épouse pour partir avec elle, puis le banquet reprit de plus belle. Cantoni n'en était pas à sa première incartade, on le connaissait ; quant à la femme en question, elle passait depuis longtemps pour une enquiquineuse.

Mais neuf mois plus tard, on apprenait avec stupéfaction que la dame piquée à la fourchette venait de mettre au monde un petit bébé du nom BCBG de Charles-Hugo. Cantoni me dit qu'elle aurait pu tout de même envoyer une boîte de dragées. Quant à nos détracteurs, ils affirmèrent qu'il ne pouvait s'agit que d'une coïncidence.

C'est dire que l'acupuncture avait le vent en poupe et que je me trouvais au premier rang pour participer non seulement aux expérimentations aéronautiques, travail pour lequel j'étais payé, mais aussi aux mesures de toutes sortes sans oublier les fantaisies de Cantoni, décidément centre d'intérêt majeur de la région à tous points de vue.

À ma consultation, bien sûr réorganisée depuis mon arrivée, je voyais maintenant arriver des personnes très différentes de mes braves Touaregs d'Algérie. Avec Paris à proximité, je faisais connaissance avec beaucoup de gens d'origines très diverses et c'est ainsi que je rencontrai un jour, à la Rotonde où nous avions pris rendez-vous, un bien curieux personnage qui se disait un des premiers élèves de Niboyet. Il me dit qu'il revenait de Marseille, où il avait assisté à la soutenance de la fameuse thèse, ce que je n'avais pu faire en raison de mes activités au Centre d'essais en vol. Le professeur Gaillard avait fait un beau discours, l'ingénieur de l'École de l'Air en pleurait presque de joie, car on avait vanté sa science et il paraissait même que l'on m'adressa quelques félicitations « par contumace ». Ce personnage se nommait Brigard, il exerçait à Paris. En sortant de la faculté, Niboyet avait eu une de ses phrases célèbres : « Maintenant, je suis docteur en droit, docteur en pharmacie, docteur en médecine, et j'ai un doctorat de sciences du 3e cycle, je vais préparer une thèse de lettres sur les aphorismes d'Hippocrate. »

Le docteur Brigard étudiait l'acupuncture chez Niboyet alors qu'il portait encore des culottes courtes, me dit-il, et avait depuis dix ans un cabinet près du Luxembourg. Il pratiquait donc la médecine chinoise et mettait son bureau à ma disposition quand il n'était pas là et pour le remplacer, car ses patients n'acceptaient que son système de piqûres, c'est-à-dire celui de Soulié de Morant. Très recommandé par mon bon maître du lointain Marseille, je répondais, paraît-il, au profil correspondant aux célèbres malades du docteur Brigard, curieux personnage très anglo-saxon, au verbe très châtié, aux costumes sombres impeccables et aux ongles très manucurés.

Une seconde personne hantait véritablement, on peut le dire, le cabinet de Brigard, Mlle Van den Schtruz, Gertrude pour les patients qui ne voulaient pas se mordre la langue en prononçant son nom. La particularité de cette secrétaire ne résidait pas seulement dans son nom extravagant mais aussi dans une grosseur goîtreuse extraordinaire, presque aussi grosse qu'un petit melon de Cavaillon. Quand elle ouvrait la porte, et comme elle avait, en prime, deux gros yeux exorbités, une onde devait parcourir les échines, tandis que perlait en même temps une transpiration de crainte sur le front des patients.

Quand on connaissait mieux Brigard et qu'on lui demandait comment il pouvait garder un tel repoussoir dans son cabinet, il répondait qu'il traitait Gertrude depuis plusieurs années par l'homéopathie, ce qui laissait entendre que cette thérapeutique mal connue agissait très lentement, et que la pauvre Gertrude ne voyait pas encore son tour de cou diminuer beaucoup. De plus, très souvent, et comme tous les malades thyroïdiens, la secrétaire chutait brutalement sur le sol et y restait un certain temps, au grand dam des consultants qui piétinaient devant la porte ; Brigard, perdu dans ses diagnostics par les pouls, ne bougeait pas d'un pouce et attendait que le demi-coma de Gertrude s'arrête de lui-même. Au début, il allait la relever et ouvrait la porte, mais le spectacle de la secrétaire allongée, les yeux révulsés, faisait mauvais effet, et une fois la léthargie finie, Gertrude entrait dans une terrible colère contre elle-même, se griffant le visage et se tapant à deux poings une poitrine qu'elle finissait par avoir très plate. Le docteur disait que lorsque les malades s'agglutinaient sur le palier, il y en avait toujours un ou deux au courant de la chose, et qu'il l'expliquait aux autres, ce qui leur faisait prendre patience.

Gertrude faisait la cuisine et servait à table lorsque le docteur, célibataire, recevait des amis. Elle savait faire le *Schwein ripple* comme personne, mais ceux qui ne la connaissaient pas encore avaient souvent l'appétit coupé. Un jour que j'officiais en l'absence du docteur Brigard, j'entendis un remue-ménage dans l'entrée et, craignant une des chutes spectaculaires de Gertrude, j'allai voir discrètement ce qui se passait, en espérant pouvoir la tirer dans le couloir sans qu'elle s'en aperçoive et faire entrer le malade. Comme c'était le premier de la journée, je me disais qu'il se demanderait pourquoi on ne lui ouvrait pas, n'ayant personne pour l'informer des curieux événements de ce cabinet. Brigard n'avait pas l'air de se préoccuper outre mesure des chutes de sa secrétaire, qui aurait pu, après tout, se briser quelque chose en tombant, mais lorsque je lui en parlai, il me dit qu'elle tombait ainsi depuis dix ans, sans dommage, et que l'on pouvait donc espérer qu'il en serait toujours ainsi.

Mais cet après-midi-là, Gertrude n'était pas tombée, elle essayait en vain de barrer la route à un individu à la mine patibulaire qu'elle semblait connaître. Quant au bonhomme, il repoussait simplement la secrétaire avec douceur mais fermement, tout en disant : « Allons, Van der Truc, laissez-moi donc entrer, Brigard me soigne à l'œil, je sais qu'il est là, je le vois de loin dans son gourbi, par ma fenêtre. »

Quand il me vit, il fut surpris, mais entra sans hésiter dans le bureau en disant : « Ben où qu'il est, Brigard, et vous, qui êtes-vous donc ? » Je dis à Gertrude qu'elle pouvait nous laisser (elle avait apparemment une pièce pour elle dans la maison) et j'expliquai au patibulaire que j'étais le remplaçant, très provisoire, avec toutefois un peu de crainte. L'homme me dit qu'il connaissait depuis très longtemps Brigard mais aussi Niboyet, « deux gentils docteurs qui sont venus apprendre l'acupuncture chez moi, rue de Vaugirard, juste à côté d'ici. Ah, on peut dire que c'étaient des jeunes gens tout ce qu'il y a de bien, polis, très travailleurs, assidus, et qui notaient tout ce que je leur racontais sur de grands cahiers. Moi qui n'étais pas docteur mais qui avais passé des années en Chine à commercer avec les Chinois, l'acupuncture me parut être un moyen de gagner ma vie plus tard, en France. Aussi me suis-je attaché à un vieux Chinois, Wang Fu, et j'ai appris le métier pendant cinq ans. Quand j'ai rejoint la métropole, j'ai réussi à soigner de nombreux malades, puis j'ai connu Niboyet et Brigard, mes "petits élèves", j'en étais très fier. Après, j'ai eu des ennuis, et je m'en suis sorti, mais les amis m'ont laissé tomber. J'ai su par la suite que Niboyet s'était installé à Marseille et qu'il disait qu'un Chinois rencontré par hasard lui avait enseigné l'acupuncture. Eh bien, le Chinois de Niboyet, je crois que c'était moi ! Brigard est gentil, il me soigne à l'œil, vous me direz que c'est la moindre des choses, hein ? Bon, ben, je reviendrai parce que vous êtes le remplaçant, et moi, Brigard me connaît mieux, alors je préfère que ce soit lui qui me pique », et il s'en alla.

J'étais suffoqué. Mais Gertrude revint, elle semblait troublée et me dit que cet homme ne racontait que des histoires, un vrai fou à lier, qui mentait « comme l'arracheur dé la dent », c'est là que je remarquai qu'elle avait un accent flamand très prononcé. Je n'ai jamais revu ce gaillard, mais on devait m'en reparler peu de temps après. Il me sembla toutefois qu'il buvait.

Nos travaux sur l'acupuncture, à Paris, avaient intéressé la Société de Soulié de Morant, groupe assez important de médecins qui avaient tous une histoire et représentaient les derniers compagnons du maître disparu. On y trouvait Duron, un des plus grands spécialistes de traduction des textes chinois anciens, Martimy, professeur d'anthropologie, et son épouse, les premiers adeptes de Soulié de Morant, Khoubesserian, le médecin-général Labrousse, véritable bon Dieu des anciens blessés de la Grande Guerre, dont il soulageait les douleurs par acupuncture depuis 1932, le professeur Brunet, radiologue de l'Hôtel-Dieu à Paris, bien sûr, le docteur Grall rentré d'Algérie, Jean-Joseph Fourmont, et tant d'autres, qui maintenaient la tradition et la mémoire de Soulié de Morant.

On nous invita avec Cantoni à assister à quelques réunions et, désormais, nous publiâmes nos modestes travaux dans le *Bulletin de la Société d'acupuncture*.

Au Centre d'essais en vol, nous avions maintenant un peu « pignon sur rue », car les patients se multipliaient et notre travail sur des problèmes d'aéronautique était mené tambour battant par une équipe motivée chargée d'améliorer les équipements. Je m'occupais d'un nouveau masque à oxygène pour les avions de combat, le médecin-colonel Séris essayait les systèmes d'éjection à travers la verrière, d'autres recherchaient des éléments nouveaux en matière de gaz respiratoires, enfin nous étions les seuls à avoir avec nous un médecin de l'armée de l'air pilote de chasse, le docteur

Auffret, qui pouvait tester les systèmes de sécurité et de secours des appareils en essais.

Tout ce petit monde travaillait dur, en relation avec les autres centres d'essais aéronautiques, Istres, Mont-de-Marsan, en France, Ingolstadt en Allemagne, et Farnborough en Angleterre. On voyageait souvent d'un centre à l'autre pour de nombreux essais en vol et il m'est même arrivé de faire de l'acupuncture à des pilotes allemands et anglais, très surpris de cette façon de traiter les « gentlemen » !

Pourquoi, à cette époque, ai-je eu l'idée de me mettre à enseigner l'acupuncture et à vouloir la diffuser ? Probablement parce que je venais de lire quelque part qu'« il fallait toujours, pour connaître un sujet, l'apprendre à fond la veille pour l'enseigner le lendemain ». Quel est le grand homme qui a écrit cette phrase lumineuse, je l'ai oublié, mais fort de cette vérité profonde, je me mis à prospecter.

Mme Tabusse qui, à l'époque, dirigeait avec Mme Raymond le service de rééducation fonctionnelle de l'hôpital des Enfants Malades, et qui était, chose capitale, l'épouse d'un médecin-général de l'armée de l'air, m'invita à venir voir son service. Peu de temps après, elle me demandait de participer à l'enseignement des kinésithérapeutes de troisième année, sous la forme de thérapeutiques complémentaires dont, en particulier, le « massage chinois ». Deux fois par semaine, de vingt et une heures à vingt-trois heures, j'enseignais ainsi la stimulation des points chinois par le massage punctiforme, sans aiguilles, à quelque quatre-vingts élèves kinési et même à leurs cadres. Le professeur Fèvres, chef de service, s'avoua enchanté d'une telle initiative, nous étions en 1968, la colère universitaire couvait. La plupart de ces élèves devaient devenir un jour des acupuncteurs chevronnés, car le « massage punctiforme » se transforma vite pour ceux-ci en acupuncture véritable, malgré la loi qui empêche, en principe, les non-médecins de planter des aiguilles, tout au moins dans notre pays.

Mais quand on enseigne, on est obligé de distribuer des cours polycopiés, et les paquets de feuilles me firent bientôt penser à l'élaboration d'un premier livre, que je demandai à Niboyet de préfacer. Les éditions Maisonneuve, à Metz, acceptèrent de publier cet essai d'amateur, que tous les masseurs achetèrent, car c'était la première fois qu'un acupuncteur leur donnait accès à la médecine chinoise, réservée habituellement aux seuls docteurs en médecine.

Le livre, qui entrouvrait une porte, n'allait pas tarder à m'en fermer une autre dès que les kinésithérapeutes abandonnèrent leurs doigts masseurs pour les aiguilles fatidiques. On m'accusa d'éduquer des illégaux, d'encourager la fraude, de ne pas suivre la déontologie médicale, de brader notre chère spécialité, de violer les lois, pour un peu on m'aurait traîné devant les tribunaux si l'enseignement de n'importe quoi par n'importe qui n'était exempt de toute sanction.

Vous pouvez rassembler des gens qui vous paieront pour leur parler de l'élevage des puces, de la cuisine polonaise, de la médecine ayurvédique ou de la musicothérapie dans le Gitalamkara ! Tout ce qu'on vous demande, c'est de payer des impôts sur vos émoluments, la TVA et de ne pas prêcher la pornographie aux mineurs. C'est pour cette seule raison que les médecins acupuncteurs ne m'attaquèrent pas, mais je puis affirmer qu'ils faisaient une drôle de tête !

Les masseurs aveugles de l'Institut Valentin-Haüy me demandèrent bientôt de venir dans leur centre, à Paris, pour essayer de faire passer le message de la stimulation des points chinois. Ils avaient un toucher exceptionnel pour palper les pouls et repérer les points cutanés mais j'ai dû passer des nuits entières pour leur fabriquer des planches d'acupuncture en relief pour qu'ils puissent suivre du doigt les « méridiens » qui sillonnent le corps humain.

Les points privilégiés à piquer ou à masser jalonnent ces lignes et je collais des ficelles sur les planches anatomiques après avoir fait des nœuds sur l'emplacement de chaque zone active. Très vite, mes masseurs aveugles devinrent des experts, car tout ce qui est organe des sens chez les non-voyants est extrêmement développé en compensation de l'absence de la vue. Le centre était souvent privé d'électricité et les élèves avaient même l'habitude de l'économiser au maximum, leurs cours ayant lieu dans le noir. Combien de fois je devais me surprendre à rester ainsi avec eux dans l'obscurité, pour leur faire mon cours théorique. Pour descendre les escaliers, la grande plaisanterie était de me soulever de terre et de me faire dévaler les marches sans aucun repère de clarté ; puis nous sortions tous dans la rue et c'est là que la cocasserie continuait souvent, car le nombre d'élèves était tel que la rue Maurice-de-la-Sizeranne était brusquement envahie par des dizaines de personnes à canne blanche, et les gens du quartier, nombreux à sortir leurs chiens à cette heure, avaient pris l'habitude d'aider les aveugles à traverser le boulevard du Montparnasse, un peu plus loin. Je me laissais faire, avec les autres ; une femme et son chien, ou encore un vieux monsieur, ou une jeune fille me prenait le bras avec délicatesse pour me faire passer de l'autre côté du boulevard périlleux. Combien de fois, aussi, je me suis amusé à parler à mes aimables guides, disant au vieux monsieur qu'il avait une belle barbe blanche, à la dame que son chien avait l'air très gentil et à la jeune fille qu'elle était jolie dans sa robe bleue ou rouge. Pendant plusieurs années d'enseignement, aucun de ces interlocuteurs n'a relevé le mystère de ma capacité à voir tout en étant aveugle, le seul qui ne fut pas dupe était un clochard aviné qui me répondit que son vin était bien blanc en effet, ce qui est rare pour un clochard, mais qu'on lui avait déjà fait le coup du faux aveugle. Il n'en continua pas moins à me guider, ce qui montre tout de même qu'il devait avoir un (petit) coup dans le nez.

Souvent, et je pèse mes mots, un élève non voyant me « ramenait chez moi en voiture », c'est-à-dire que je le faisais asseoir à côté de moi et, bien sûr, je conduisais. Mais, très peu Parisien, je ne connaissais que les grands axes et j'ignorais encore les raccourcis, les petites rues qui font gagner du temps et permettent d'éviter les embouteillages. Mon « chauffeur » me dit qu'à l'Institut Valentin-

Hauÿ, on lui avait appris la carte de Paris en relief, avec les croisements dangereux, les feux rouges plus ou moins longs ; nous gagnions un temps appréciable et quand je dis, aujourd'hui, que c'est un aveugle qui m'a appris à circuler dans Paris, on me regarde comme si le gros travail que je fournis commençait à provoquer dans mes neurones des courts-circuits annonciateurs de déphasages regrettables.

Lorsque mes élèves non voyants eurent bien assimilé le cours pratique, la palpation des pouls et le repérage des points, je les intégrai dans mes consultations d'hôpital ou de dispensaire pour qu'ils s'habituent à la clinique très particulière de la médecine chinoise. Hélas, une grande partie d'entre eux écrivaient le résumé de ce qui se disait en braille, et le braille fait un bruit fou, car le non-voyant tape avec son poinçon dans des trous disposés sur une grille pour imprimer les creux qui formeront un ensemble cohérent au palper du carton, quand ils voudront se « relire ».

Quand les élèves, voyants et non voyants, se trouvaient loin de moi, tout en haut de l'amphithéâtre, les « Brailleurs », comme on les appelait, gênaient les autres qui profitaient de la cécité de leurs voisins pour faire de vilaines grimaces d'agacement. Mais les aveugles voient tout et ils se rendaient compte des signes d'impatience des autres. Ils ne se gênaient pas alors pour faire des réflexions amères et souvent agressives. Il me fallut régler le problème en enregistrant tout ce qui se passait sur cassette, dès lors plus aucun aveugle ne vint à la consultation mais l'enregistrement leur suffisait amplement. Bientôt, les voyants eurent une idée encore meilleure mais qui me déplaisait beaucoup et que je dus interdire, car les malades ne seraient plus venus.

En effet, un élève arriva un jour, tout seul, avec un petit matériel vidéo, encore assez impressionnant à l'époque, et commença à filmer, avec précision, toutes les phases de ma consultation. Comme je m'étonnais qu'il n'y ait aucun autre élève, l'« opérateur » me dit qu'il « sous-traitait » avec un copieur de cassettes, qui revendait aux absents la totalité des entretiens. Pendant l'examen et les piqûres, il commentait ce qu'il voyait, expliquait même mes gestes quand la caméra ne pouvait pas tout rendre, et il m'affirma qu'il évitait au maximum de montrer la figure des patients. Il me demanda à la fin si j'accepterais de masquer les malades et c'est à ce moment-là que je me mis en colère.

Ayant enfin rencontré, après plus de quinze ans de recherches, celle qui devait devenir ma femme, la vraie, celle que j'aurais dû attendre au lieu de me marier trop tôt et vingt ans auparavant, il fallut que je me batte un peu pour couper honorablement les ponts avec le passé et redémarrer de zéro. Le besoin d'argent se faisait sentir. J'acceptais donc les cours que l'on me proposait en province et encore plus à l'étranger, pendant mes congés militaires et les weeks-end, avec l'accord de mes chefs qui me surprirent en acceptant tout de suite ces arrangements. Il faut dire que les cours avaient commencé grâce à l'épouse de l'un d'eux, devenu très favorable à l'acupuncture puisque j'eus à le soigner plusieurs fois. Les autres acceptèrent probablement par amitié pour lui.

Je partais donc à Lyon le vendredi soir où je faisais un cours de nuit aux médecins lyonnais, me rendais ensuite le lendemain à Genève, à l'hôpital cantonal, où trente médecins suisses, sévères et très appliqués, écoutaient mon cours dans un silence pesant. Je fis ainsi des cours à Lyon, Montpellier, Genève, Lisbonne, Turin, Aoste, Madrid, et surtout à Bruxelles, où les médecins belges furent certainement les meilleurs élèves d'Europe.

Dans certains pays étrangers, comme le Portugal, l'Espagne ou la Belgique, il n'est pas obligatoire d'être médecin pour être acupuncteur et dans les années 1970, kinésithérapeutes et docteurs en médecine — même les étudiants dans ces disciplines —, dentistes et vétérinaires formaient la majorité des participants. L'ambiance fut excellente jusqu'en 1980, où, même dans ces pays, il y eut une sorte de ségrégation discrète, les médecins voulant absolument garder l'initiative des petites aiguilles.

Par contre, je n'ai jamais accepté dans mes leçons des

personnes très éloignées de la médecine, des ingénieurs, des commerçants... Ceux qui ont critiqué ma décision d'ouvrir l'acupuncture aux kinésithérapeutes par le biais du massage chinois et qui sont aujourd'hui des personnages officiels de l'acupuncture, enfin reconnue par la Faculté de médecine, ont oublié que, dans les années 1970, ils allaient faire des cours de médecine chinoise aux photographes et aux coiffeurs du Québec, où le grand patron de l'acupuncture n'était pas médecin.

Il faudrait qu'ils comprennent bien qu'ils ont admis, en faisant ces cours, que des non-médecins pouvaient pratiquer cette thérapeutique particulière, et qu'il est hypocrite de se retrancher derrière la loi de ces pays qui autorise tout le monde à exercer les « médecines parallèles ». Leurs conférences en Espagne, au Canada, et ailleurs, ont mis le corps médical dans une situation difficile dont on mesure aujourd'hui, dans ces pays, les effets néfastes.

Il est donc souhaitable que les enseignants d'aujourd'hui respectent et tolèrent les activités de ceux qui n'ont pas démérité en ouvrant l'acupuncture à des auxiliaires médicaux qui ont presque tous ce que l'on appelle aujourd'hui un « bac + 4 ». J'ai gardé au Portugal, en Espagne, en Italie, en Belgique et en Suisse, sinon en France, d'excellents élèves qui font respecter dans les milieux médicaux la notion de « médecine complémentaire » telle que les Chinois la comprenaient. J'ai eu aussi des élèves africains et sud-américains, car mon idée était de former des spécialistes pour se rendre dans les jungles et les déserts, sans matériel ni médicaments, parce que ces pays sont très pauvres et qu'il est souvent impossible d'y acheminer du matériel. Le climat hostile et la mauvaise habitude de certaines populations d'avaler tous les médicaments (même si elles ne sont pas malades) dès que vous avez le dos tourné rendent les soins très difficiles, quand les caisses de remèdes ne sont pas pillées pour être revendues plus tard ailleurs.

Il me semblait que, dans ces contrées désolées, les « médecins aux pieds nus » ayant reçu un bon enseignement en acupuncture pouvaient déjà apporter un secours aux populations abandonnées, dans la mesure de leurs moyens, en soulageant la douleur par exemple, en pratiquant de petites interventions sous analgésie acupuncturale, ce qui se fait souvent en Chine dans les endroits les plus reculés. L'acupuncture pouvait devenir un moyen d'aider les habitants privés de moyens modernes, et leurs frères, ainsi instruits, pouvaient faire beaucoup de bien, à peu de frais.

À l'heure actuelle, les élèves africains ou sud-américains que j'ai formés sont, dans la plupart des cas, installés dans les grandes villes de ces pays, pas dans les jungles ni dans les déserts. Quant aux autres, ils sont (presque tous) carrément installés... en France !

Pour clore cet aparté sur l'enseignement de la médecine chinoise en France, il faut signaler un mystère qui devrait étonner ceux qui enseignent et dirigent l'enseignement de notre spécialité dans les facultés de médecine.

La loi est à présent formelle, seuls les médecins peuvent exercer l'acupuncture et il existe un diplôme inter-universitaire qui sanctionne trois années d'études. On permet aux anciens acupuncteurs d'exercer mais lorsqu'ils auront disparu, seuls les titulaires de ce diplôme seront autorisés à se servir des petites aiguilles.

Or il existe en France des « écoles privées » de médecine chinoise, comme l'École supérieure d'acupuncture, l'Institut de médecine chinoise, et bien d'autres, dirigées par des hommes d'affaires qui enseignent notre spécialité à tous ceux qui veulent l'apprendre, et surtout à des non-médecins. Ces écoles sont à Paris, à Lyon, à Toulouse, à Rennes, à Strasbourg et ont des succursales un peu partout. L'enseignement y est donné souvent par des professeurs chinois, de Chine continentale, qui viennent régulièrement donner des cours pratiques et théoriques, de phytothérapie, de pharmacopée, d'acupuncture. Tous les trois ans, de nombreux élèves passent un examen difficile, après un enseignement très complet, où figurent l'anatomie, la physiologie et tous les chapitres de la médecine traditionnelle. Ils peuvent ensuite exercer leur art, sont très bien rémunérés et souvent très appréciés des malades.

Ces écoles privées, qui ont des sièges sociaux bien organisés et des locaux modernes, fonctionnent, il faut bien le reconnaître, dans l'illégalité la plus totale, et ne sont pourtant jamais vraiment inquiétées. Elles sont apparemment très puissantes. Quand j'ai voulu ouvrir l'acupuncture aux kinésithérapeutes, les enseignants officiels d'aujourd'hui m'ont blâmé ; pour quelles raisons ces écoles, qui ont pignon sur rue depuis des années et forment des cohortes d'élèves remarquablement bien préparés, plus nombreux que ceux qui sortent de nos facultés, ne tombent-elles pas sous les coups furieux de nos officiels de l'acupuncture ? Mystère...

Je connais personnellement bien des élèves qui ont suivi l'enseignement de ces écoles alors qu'ils étaient auparavant ingénieurs (quelquefois au chômage), commerçants, ou jeunes retraités de l'armée ou de la SNCF. J'ai été très impressionné par leurs connaissances en médecine chinoise traditionnelle et leur efficacité en matière clinique. Exerçant souvent dans des villages dépourvus d'acupuncteurs, ils y rendent des services évidents. Je me dis que ces milliers de non-médecins en activité sont très exceptionnellement attaqués pour exercice illégal de la médecine. Ne serait-ce pas parce qu'ils sont utiles ? inoffensifs ? et surtout parce que les malades qu'ils soignent n'ont jamais porté plainte, bien au contraire ?...

3.

1970-1972

Un jour vint toutefois où je me rendis compte que mes amis, ceux de la Société d'acupuncture, pratiquaient une médecine chinoise un peu trop élémentaire. On voyait de plus en plus arriver de Chine des livres traduits, dont les auteurs prononçaient des termes étranges, quelquefois retrouvés d'ailleurs en lisant le vieux livre de Nguyen Van Nghi. Quand je parlais de mes doutes et de mon soupçon, Niboyet, que je revoyais de temps en temps, était formel : « Il n'y a d'acupuncture que la nôtre, elle est dans "le" livre de Soulié de Morant (phrase que j'avais déjà entendue jadis) et tous ceux qui trouvent des méridiens profonds, superficiels, collatéraux, avec des cycles saisonniers, des trucs de l'autre monde, sont des traîtres, des affabulateurs, bref, des cinglés. » Et à son habitude, pour cacher son courroux, il disait alors : « Vous avez connu ma secrétaire, la petite Claire ? Vous savez qu'elle a épousé un pompier de Cadarache ; vous savez ce qu'elle fait ? For-tu-ne, comme guérisseuse ! Elle m'a vu piquer des points pendant dix ans ! Et vous, vous avez suivi mes cours pendant une centaine de samedis. Elle a vu mes succès et elle en a profité, hein, et rien qu'avec l'acupuncture de qui ? de Soulié de Morant ! » Que voulez-vous répondre à cela ?

Quand j'en parlais à Cantoni, maintenant médecin-général et qui portait à son tour les « légumes dorés sur la casquette », il me répondait en bon Corse qu'il était : « Mais enfin, vous avez des points à piquer, des bonnes recettes simples, efficaces, faciles, très suffisantes pour améliorer une bonne partie des maux et vous allez me chercher des livres traduits, des *Ling Shu*, des *Su Wen*, des machins choses sortis des capharnaüms chinois pleins de poussière. Mais c'est du masochisme, de la masturbation cérébrale, du pousse-au-crime. Dans quelques années, vous quittez l'armée, après vingt-cinq ans de service, des milliers d'heures de vol et des années de campagne, petite pension d'invalidité, bonne retraite, très bien. Vous êtes connu, vous avez déjà pratiquement une clientèle. Vous allez au moins tripler votre retraite en restant honnête car je vous connais, qu'est-ce que vous voulez d'autre ? Guérir le cancer, faire repousser les jambes des amputés, faire entrer les fous à Polytechnique, les cerveaux au Val-de-Grâce, les baroudeurs à la direction du service de santé des armées (là, il allait un peu fort) et pourquoi pas les femmes pour commander les porte-avions (là, il se trompait vraiment). »

Bien sûr, Cantoni parlait sagesse et bien-être et il déclarait lui-même que s'il n'avait pas fait Saint-Cyr, comme le voulait son père, c'est parce qu'il y avait le sac au dos et les longues marches. D'ailleurs, son proche avenir prouva qu'il n'avait pas totalement tort, car lorsqu'il quitta l'armée, bien avant moi, il s'installa avenue d'Iéna puis boulevard Haussmann et la clientèle afflua. Mais Cantoni gardait malheureusement son « caractère » qui consistait à ne respecter que les pauvres et les gens intelligents ; or, quand on s'installe, il faut quelquefois s'adapter un peu aux malades « civils ». Il en « envoya tellement sur les roses » avec son franc-parler que, bientôt, les patients l'abandonnèrent. C'était un homme fait pour commander, même « dans le civil », alors on le nomma président de la Société d'acupuncture, qu'il transforma très vite en Association scientifique des médecins acupuncteurs de France. Il se remit à commander, me nomma vice-président, avec quelques autres, et monta une équipe solide, qui forma des milliers d'élèves, en fait la plupart des acupuncteurs français.

Je continuais à penser que la médecine chinoise ne pouvait pas être seulement cet ensemble de points symptomatiques à piquer, car j'avais toujours en tête ce vieux médecin chinois de Hong Kong, avec son long palper des pouls un peu partout sur le corps, l'étude minutieuse de la langue, les aiguilles d'acier, les petits moxas qui fument sur la peau, et surtout ce calcul permanent sur la date, l'heure, la saison, qui conditionnaient le choix des points, la profondeur de l'aiguille et sa durée de mise en place.

J'étais souvent retourné à Hong Kong lorsque je résidais à Saigon, juste avant l'arrivée des Américains, jamais je n'avais réussi à retrouver ce vieil homme, mais j'en avais rencontré d'autres, tout aussi mystérieux, compliqués, savants mais très avares d'informations dans ce domaine. Le seul qui parlait anglais me demanda pourquoi je voulais absolument connaître cette médecine qui demande au moins dix années d'études, avec, au premier plan, l'entraînement du toucher. On devait, avant de palper les pouls et d'en ressentir toutes les formes subtiles, découvrir avec ses doigts, sur une table de laque, un sourcil ou un cheveu dru, sans regarder, uniquement en cherchant avec les doigts. « Et si vous respirez trop fort, disait le vieux, le poil s'en va et vous cherchez alors pour rien. Vous avez de gros moyens, vous, les Blancs, des hôpitaux, des médicaments très actifs qui valent très cher. Pourquoi venir ici faire des études pour lesquelles il faut d'abord avoir l'esprit chinois et savoir que nous faisons tous partie de l'univers et dépendons de lui ? »

Partout où je passais, au cours de mes voyages, à Bangkok, à Manille, à Taiwan, je trouvais toujours ce genre de vieil homme, modeste, savant, qui s'arrêtait de piquer dès qu'il avait gagné son bol de riz.

Un jour, j'arrivai, à Taibei, chez le père Wu Wei Ping, un grand médecin chinois de Formose, au moment où se tenait une sorte de congrès dit « des Jaunes », car aucun Blanc n'y participait. On m'accepta parce que j'avais sur moi une carte de visite d'un certain Tchang, un de plus, que je rencontrais souvent dans mes pérégrination asiatiques. Les « congressistes » glapissaient en chinois, en japonais ou en malais, quelques-uns même en tagalog. Ne comprenant pas un mot dans cette tour de Babel extrême-orientale, je regardais défiler les malades prévus pour la journée et aperçus une jolie poupée chinoise, en réalité coréenne de Taegu, qui pleurait dans un coin. Elle tenait son bras droit avec son bras gauche, sous lequel on reconnaissait l'enveloppe jaune d'une radiographie. Elle s'adressa à moi en anglais et me dit que, depuis deux heures, elle était là à souffrir pendant que tous ces types discutaient entre eux, personne ne se préoccupant de son malheur. D'autorité, ému par sa beauté, je l'amenai devant les maîtres qui, surpris par mon impolitesse, ne purent y répondre qu'en s'intéressant à elle. Je m'emparai de la radio, l'examinai et compris que rien n'expliquait sa douleur si violente. Je dis en anglais, que tous ces messieurs comprenaient apparemment, que cette malade méritait un soin particulier. Ils s'y mirent tous à la fois, peut-être pour me montrer qu'en Asie aussi, c'est celui qui crie le plus fort que l'on écoute en premier. Ils lui plantèrent des aiguilles, prirent le pouls, lui firent brûler des petits cônes d'armoise sur l'épaule, rien n'y fit, deux heures après, elle souffrait toujours.

C'est alors que je vis, assis davant une table et lisant un journal, un petit monsieur, japonais ou coréen, à moins qu'il ne soit de Singapour, car il y a des Chinois et des Japonais partout. Il avait l'air de se désintéresser totalement de la réunion. Mal habillé et un peu négligé, il était peut-être le chauffeur ou le domestique de la maison, il portait aux pieds des socques de bois qui devaient dater de la dynastie des Han.

Pourquoi lui ai-je demandé où je pourrais conduire la jeune fille souffrante pour la faire soigner autrement que par ces guignols ? Je ne sais pas, j'espérais peut-être qu'en tant que chauffeur, il pourrait nous conduire quelque part en voiture, mais il ne comprenait pas l'anglais.

Par contre, lorsqu'il aperçut la petite Coréenne en pleurs,

il lui parla doucement, s'approcha d'elle, sembla l'examiner sommairement, lui prit le pouls et lui posa de nombreuses questions. Puis il plongea sa main dans sa poche et en ressortit, mêlées à des paquets de poussière et à des miettes de pain, quelques aiguilles, et il me regarda, ainsi que les autres, qui s'étaient approchés, intrigués par la scène. Quelqu'un lui dit en anglais que l'asepsie n'était pas faite pour les carpes du jardin impérial (ce devait être un Japonais) mais l'autre ne comprit pas ; il suça quelques secondes son aiguille la plus longue, une façon de la nettoyer probablement, et avant qu'on ait pu lui passer des aiguilles stériles, il planta son instrument sur le pied gauche de la fille et se mit à manipuler avec deux doigts le fin morceau de métal en le faisant entrer et sortir à un rythme très régulier. Cela dura bien une minute et au bout de ce laps de temps, l'homme demanda à la jeune fille de remuer son bras droit ; elle le fit et elle le tourna même dans tous les sens, le sourire épanoui et les yeux pleins de reconnaissance pour son sauveur. L'autre était retourné s'asseoir dans son coin, reprenant la lecture de son journal chinois, tandis que les médecins présents discutaient à haute voix, en faisant des gestes. On sentait qu'ils étaient en colère. Ils venaient de recevoir la plus belle gifle de leur vie si l'on considère qu'il y avait là, à ce qu'il paraît, les meilleurs acupuncteurs de la grande Asie.

Je ne pouvais pas, après avoir assisté à une chose pareille, m'en aller sans poser quelques questions à cet homme extraordinaire ; je regrettais encore de n'avoir point insisté, à Hong Kong, la première fois et je ne voulais pas renouveler cette bêtise. Je trouvai parmi les médecins présents un petit Japonais sympathique du nom de Yoshio Manaka, qui devait être un jour mon véritable ami ; il parlait l'anglais, le coréen et connaissait même quelques mots de français.

Il alla s'incliner devant l'homme au journal et lui posa quelques questions avec, semble-t-il, une grande courtoisie car l'autre se leva et échangea avec Manaka la longue série de courbettes à angle droit dont les Asiatiques ont le secret.

Ils firent ensuite approcher la fille, ravie, qui montrait son bras à tous les médecins au visage renfrogné. L'homme au journal parla longuement au Japonais qui hochait la tête avec un respect évident. Il me débita ensuite (hélas, je ne comprenais rien et le Japonais dut venir à mon secours) une longue phrase dont je ne devais saisir le sens que vingt ans après ! Manaka me la traduisit du mieux qu'il put et je l'écrivis sur une feuille pour ne point l'oublier : « Cette fille avait un rein en vide de feu et le Shao yin n'a pu distribuer au Tae yang suffisamment d'énergie. Alors s'est déclaré un Pi du froid qui a frappé le Chèou Tae yang au niveau de l'épaule. J'ai piqué au pied la clé qui permettait à la chaleur de monter sur le Tsou Tae yang. »

C'est peut-être cette phrase, pieusement conservée comme l'exemple vivant de la complexité incroyable du langage médical chinois, qui me fit bien plus tard « changer le buffle qui tirait mal ma charrue », c'est-à-dire « mon fusil d'épaule ».

Dans l'armée, lorsque vous gagnez un grade, on vous change la plupart du temps de poste, car vos copains qui sont restés capitaines alors que vous passiez commandant ne doivent plus vous envoyer de grandes bourrades dans les côtes, ou encore vous tutoyer. Pour aplanir ces difficultés, on vous mute dans un endroit où personne ne vous connaît et c'est ainsi que je me retrouvai pour la première fois de ma vie dans un bureau sur la porte duquel se trouvait une pancarte : « Médecin chargé de la sécurité des vols et des accidents aérien — État-major — 3e bureau ».

Grâce à Cantoni qui était toujours au laboratoire d'études mais cette fois à Paris, boulevard Victor, je gardais une consultation d'acupuncture à l'infirmerie, non loin de là. Souvent, j'allais voir mon maître, qui s'ennuyait un peu dans son grand bureau, ne surveillant à présent les travaux en médecine aéronautique que de très loin et seulement sur le papier.

C'est vers cette époque que je vis un jour arriver à ma

consultation un grand médecin-général à trois étoiles qui n'était rien moins que le patron de la médecine aéronautique, chirurgien des armées, qui avait baroudé lui aussi comme Cantoni un peu partout et qui m'inspirait en conséquence un grand respect. Celui-là portait peut-être des légumes dorés sur sa casquette mais il les avait bien mérités.

Le médecin-général Bouillet — c'était son nom — me dit tout à trac que, désormais grand patron à gros fauteuil en velours, il ne pouvait plus espérer se livrer à la chirurgie, et que de ce fait il allait beaucoup s'ennuyer. Or, depuis quelques mois, il s'intéressait à l'acupuncture et désirait assister à ma consultation ; il allait prendre sa retraite à Nice, dans son pays, et s'installerait peut-être comme acupuncteur. Bien sûr, il s'éloignerait ainsi de la chirurgie mais une aventure extraordinaire venait de lui arriver, pendant les vacances, qu'il passait dans une villa louée à Syracuse, en Sicile.

Bouillet était grand, costaud, les cheveux blancs immaculés, le visage buriné et son allure de condottiere attirait l'attention, surtout en Sicile où tout le monde est plutôt rabougri et noiraud. On sut très vite, dans le petit village proche de Syracuse, qu'un grand docteur français, très impressionnant, venait d'arriver avec sa femme dans une très belle voiture et logeait dans une villa voisine.

Quelques jours plus tard, on amenait au médecin-général un tas de chiffons noirs où se cachait une jeune fille un peu moustachue et farouche comme une sylphide au bain. La mère apportait un panier de fruits, du vin, et supplia Bouillet d'écouter la triste histoire de Giuseppina, qui venait de se marier, qui n'avait pas eu de règles depuis l'âge de treize ans, date anniversaire, hélas, d'une menstruation précoce qui s'était arrêtée tout d'un coup, après quelques mois tout à fait normaux. La famille de l'époux s'estimait bernée, le marié menaçait de répudier cette femme qui risquait de ne jamais lui donner de fils, et soupçonnait une tromperie sur la marchandise, car une femme normale a des règles, des enfants, des grossesses, bref, des rythmes biologiques normaux. Les médecins du pays étaient des ânes, il y avait peut-être aussi un sort, la *gettatura* d'un quelconque ennemi de la famille, allez donc savoir, le monde est si méchant.

La Sainte Vierge ne pouvait être en cause, affirmait la *mamma* dans un italien rendu plus compréhensible par des gestes de grande ampleur et d'une précision redoutable, on lui portait depuis des mois des fleurs, des tonnes de cierges, on priait, on pleurait, on implorait, et comme la Vierge est naturellement femme, et bonne, la faute ne venait pas de son côté. Le grand professeur accepterait-il par faveur spéciale d'examiner la petite ? Avant que Bouillet n'ait répondu, la mère rossa la pauvre fille sous les yeux du docteur qui ne pouvait rien faire d'autre que d'accepter de la soigner pour arrêter la raclée en cours.

Que faire ? Bouillet n'était pas gynécologue, il ne disposait d'aucun matériel, même pas d'un spéculum, encore moins d'un médicament quelconque ! Mais allez expliquer ces détails à une mère sicilienne en proie à la colère. Refuser toute intervention représentait une véritable désertion qui aurait provoqué dans le village les réactions que l'on sait à l'encontre du malheureux docteur (pneus de la voiture crevés, vitres brisées à coups de pierre, hibou cloué sur la porte les ailes en croix, sans compter tous les mauvais sorts jetés ostensiblement chaque fois qu'il aurait croisé un habitant). Il se souvint au dernier moment de ce petit livre de Lavier que lui avait prêté Cantoni avant de partir en vacances, et qu'il s'était promis de lire pour s'initier à l'acupuncture, puisqu'il n'avait que ça à faire dans ce pays perdu, plein de soleil et de mer bleue.

Il laissa la fille allongée sur un canapé, sa mère debout à côté d'elle, fermée, les sourcils froncés, les lèvres sèches, agitées par une prière longue et compliquée, et chercha dans son petit livre au chapitre « Gynécologie et acupuncture ». Il lut que le point Sann inn tsiáo, sur la jambe, et le point Siu Haè, sur la cuisse, déclenchaient souvent la menstruation, ces zones étaient faciles à trouver ; que risquait-il puisqu'il fallait faire quelque chose de toute façon ? N'ayant jamais touché une aiguille d'acupuncture et n'en possédant d'ailleurs pas, il choisit dans la trousse à couture de sa femme quatre épingles surmontées d'une petite boule de couleur. Il les plaça dans un coton imbibé d'alcool et arriva dans le salon où se trouvaient la fille éplorée et la *mamma* en prières ferventes, mains jointes, avec chapelet en noyaux d'olives comme il se doit.

Comme s'il n'avait fait que ça toute sa vie, Bouillet chercha les points sur les membres de la fille et planta ses quatre épingles en les tournant plusieurs fois sur elles-mêmes comme le petit livre le conseillait. Puis il s'assit à proximité et se mit à lire le journal !

La fille, figée dans une immobilité absolue du fait de ces quatre pointes fichées dans sa peau qui la remplissaient de terreur, ressemblait à un papillon noir cloué sur sa planchette ; la mère priait toujours, les yeux fermés. Elle avait regardé un instant ce traitement bizarre et n'augurait rien de bon de la suite des événements ; elle s'attendait à un examen approfondi, à des instruments de nickel, et à ce palper de ventre avec pénétration immonde de doigts que l'on retire pleins de sang. La Sicile est un pays de malheur, de drames et de deuil, le sang préside aux moindres soubresauts de l'existence, la mort y est chez elle. Aussi quatre épingles à boules de couleur plantées sur les jambes et la lecture ultérieure du journal, sans même un remède miracle ni l'introduction d'un quelconque instrument, déçurent beaucoup ces gens simples et méfiants. Bouillet n'imaginait même pas un résultat quelconque de ces premiers gestes d'acupuncture, habitué, lui aussi, aux gestes graves et précis de la chirurgie. Au bout d'un quart d'heure, il ôta les épingles, passa un peu d'alcool sur les endroits piqués et expliqua par gestes que son rôle s'arrêtait là. Les femmes au regard courroucé s'en allèrent très vite, sans aucun signe de reconnaissance et dans un grand frou-frou de tissus noirs.

C'est au cours de la nuit, presque vers le matin, qu'un

grand brouhaha emplit la campagne encore endormie. Bouillet pensa à la brise matinale, aux vagues qui roulent sur la plage quand le soleil va se lever. Mme Bouillet, éveillée elle aussi par cette rumeur montante, pensa plutôt à une petite émeute, fomentée par des gens déçus qui avaient ruminé toute la nuit la rancœur d'avoir été dupés. Ces épingles ainsi plantées sur les jambes de la noiraude, au regard fermé comme une cassette écossaise, ne lui disaient rien de bon, car les femmes de chirurgiens sont habituées aux gestes complexes de leur mari. Elle craignait donc le pire.

Bientôt, la rumeur s'amplifia, on sentait les gens tout près, sous les fenêtres, qui criaient quelque chose, toujours le même mot, comme *kinési, chinesi*, ou une litanie, en tout cas, pas une prière ni des applaudissements.

Bouillet, homme courageux et fier, digne et direct, ouvrit grands les volets et vit une cinquantaine de personnes, au moins, munies de torches et qui criaient « *Tchinesi* », en effet. Un homme plus grand que les autres tenait un linge taché de sang au bout d'un bâton, comme un chapeau, et quand Mme Bouillet vit cet emblème morbide qui ne ressemblait en rien au drapeau italien, elle regretta de ne pas avoir le téléphone ni d'avoir suivi son idée première de passer cette année les vacances dans le Tarn-et-Garonne.

Mais Bouillet, à la fenêtre, ne recevait pas de cailloux et il tomba même dans la pièce quelques fleurs ; on frappait à la porte et comme le docteur et sa femme portaient des pyjamas décents, ils allèrent l'ouvrir.

La *mamma* entra la première avec un sourire édenté mais lumineux, poussant devant elle sa fille, au sourire stupide, et juste derrière venait le marié, avec sa bannière sanglante. Les autres portaient des fruits et des fleurs, des jambons et des saucisses, qu'ils déposèrent sur le sol après s'être découverts respectueusement, n'osant même pas regarder ce grand homme au pyjame rayé qui savait déclencher les menstruations avec quatre épingles de couturière ! Bouillet devait apprendre par la suite, grâce à la femme de ménage, qu'en sicilien, les règles s'appellent *cinesi*, c'est-à-dire les Chinois, alors qu'en France, pour des raisons aussi obscures, on les appelle les « Anglais » dans certains milieux peu évolués.

Quelques jours après, le docteur et sa femme purent quitter leur villa et rentrer en France, car, du matin au soir, les gens affluaient, dont quatre en provenance de Palerme, sept de Messine, et vingt-quatre de Taormina. C'étaient des aveugles, des paralytiques, des enfants mal formés et des grabataires portés sur des brancards de fortune. On ne se demande plus pourquoi, maintenant, le médecin-général me faisait le grand honneur d'assister à ma consultation ; il devait quelques années après s'installer à Nice comme acupuncteur, et peut-être se spécialisa-t-il dans les aménorrhées des jeunes femmes...

Ma consultation à l'infirmerie des services de l'armée de l'air, boulevard Victor, fut le point de départ de ma future clientèle, car de nombreux civils, grâce à l'accord des autorités, venaient se faire soigner régulièrement ; il devait s'agir, bien sûr, de familles de militaires. Comme mes prestations étaient gratuites du fait de mes fonctions, je pense que les gens venaient plus facilement ; quand je m'installai par la suite, je dois dire qu'il y en eut beaucoup moins.

Les cas pathologiques étaient variés et mon affaire la plus délicate fut certainement ce vieux légionnaire en retraite, très décoré, et qui avait fait toutes les guerres, depuis 1939 jusqu'à 1962.

Le cabinet où j'exerçais était agréable, avec des vases de fleurs, des armoires vitrées, des fauteuils, un très beau bureau, des rideaux aux fenêtres, des tapis moelleux ; j'avais toujours rêvé d'avoir un jour un beau cabinet de consultation. Quand l'ancien légionnaire entra et s'assit, il me dit qu'il « présentait une lésion d'atteinte du module sciatalgie hyperalgique gauche produit d'une hyperextension postérieure ». Il oublia par contre de me dire qu'il buvait plus de dix litres de bière par jour et qu'il avait décidé la semaine précédente d'arrêter et de se mettre à l'eau pure du robinet. J'étais ce jour-là pressé peut-être, ou fatigué, je ne vis pas que son faciès était marqué par cette crispation particulière aux intoxiqués quels qu'ils soient. Je le piquai donc pour sa sciatique en oubliant que l'acupuncture réveille souvent les crises de delirium tremens, de spasmophilie, d'hystérie, d'épilepsie. Au bout de quelques instants et avant que je puisse intervenir, voilà mon bonhomme hurlant, gesticulant, le dos en arc de cercle, fuyant en apparence des images horribles d'insectes noirs, de rats bleus et d'éléphants roses. La colère d'une Napolitaine abandonnée ou d'une Annamite bernée n'est rien à côté d'une grande crise de delirium ! Le spasmophile se raidit, blanchit, roule des yeux dans tous les sens comme s'il regardait la cage aux boules du Loto, et devient dur comme du bois. L'épileptique se mord la langue, bave et fait pipi partout puis s'endort. Le delirium fuit ses images et pousse des hurlements en transformant votre cabinet en maison ravagée par une bombe de cinquante kilos. Il laisse entendre aux personnes paisibles de la salle d'attente que les aiguilles d'acupuncture font très mal et qu'elles entraînent des réactions secondaires d'un genre épouvantable.

Ce jour-là, ma salle d'attente se vida discrètement et il ne resta qu'un hémiplégique qui ne pouvait donc pas bouger et qui devait me demander plus tard s'il pouvait espérer un jour remuer comme ce monsieur qui s'était ainsi agité dans mon bureau.

J'appris au cours de cette consultation beaucoup de choses nouvelles, jusqu'au jour où je vis arriver un vieil homme aux cheveux blancs qui se nommait Duron, le docteur Duron, vingt ans de Chine dans le Yunnan où il avait si bien appris le chinois qu'il pouvait en faire des traductions ; il exerçait l'acupuncture avenue du Maine et le docteur Fourmont, secrétaire de notre association d'acupuncture, lui avait parlé de moi et de mes modestes travaux de Marseille.

« Je voudrais écrire un ouvrage définitif sur l'acupuncture, me dit Duron, et vous avez de gros moyens dans l'armée pour m'aider : photocopie, frappe à la machine, dessins et travaux de laboratoire, choses tout à fait nécessaires, vous seriez bien sûr, avec nous, comme co-auteur, et si je dis nous, c'est qu'il y a un troisième personnage, Charles Laville-Méry, qui a une maison à Saint-Germain-en-Laye. Vous devriez aller le voir. Vous verrez, c'est un homme assez curieux, simple et qui reçoit ses patients d'une drôle de façon, béret basque sur la tête, charentaises aux pieds, et qui, bien entendu, a eu des tas d'ennuis, car il n'est pas médecin, plutôt cuisinier. » Il ajouta qu'il n'aimait pas les médecins, qui lui faisaient la guerre depuis trente ans, ni ceux qui ignoraient le chinois — ce qui l'intéressait, ce n'était pas la langue parlée mais la connaissance des idéogrammes élémentaires. « N'y allez que lorsque vous connaîtrez au moins mille caractères chinois, sinon il vous fichera carrément à la porte. »

Je connaissais à peu près cinq cents idéogrammes, car, en Asie, plus rien n'est écrit en anglais dès qu'on s'éloigne d'un kilomètre du centre des villes, sauf à Hong Kong et à Singapour. Si vous prenez un taxi, il faut avoir sur vous une bonne vingtaine de petits cartons, ou de sachets d'allumettes qui portent les noms des endroits où vous désirez aller, car sinon vous êtes davantage perdu qu'au beau milieu des Everglades dans un bateau en panne. De plus, si vous voulez acheter quelque chose, prendre un autobus, manger dans un restaurant, ou tout simplement trouver les toilettes, cinq cents idéogrammes chinois représentent un minimum.

Enfin, lorsque vous devenez amoureux de la Chine et que vous cherchez un « professeur de chinois », ce n'est absolument pas comme si vous demandiez un professeur d'anglais ou d'espagnol. Il vous faudra découvrir l'esprit des Chinois, leur façon de réagir aux émotions, qui n'a rien de commun avec les rites occidentaux.

Tous ceux qui sont allés en Chine en reviennent ravis,

car ils n'y ont passé qu'un mois ou deux et lorsque je parlais avec Duron ou Laville-Méry, qui y avaient passé des années, leurs histoires et leurs réflexions sur les Chinois s'avéraient totalement différentes. On se rendait alors compte que penser en chinois est une démarche incontournable et qu'il serait peut-être plus simple, somme toute, de s'accorder avec des extra-terrestres.

La muraille de Chine est le meilleur exemple de l'esprit chinois, qui aime s'entourer de silence et ne tient en aucune façon à divulguer ses secrets, préférant la pauvreté et le renoncement, ayant choisi des maîtres sévères pour tempérer les débordements du peuple. L'empire du Milieu n'aime pas les gens de la périphérie, que l'on nomme les « diables étrangers », comme les Grecs appelaient tous les autres les « barbares ».

Mis à part les Jésuites, peu nombreux et demandés par l'empereur, et Marco Polo, simple marchand, les Chinois n'ont eu de la part des Occidentaux que des déboires : il n'y a pas si longtemps que cela, Anglais, Français, Italiens, Japonais, Américains et Allemands débarquèrent en Chine, installèrent des concessions et s'apprêtèrent à se partager le pays comme ils l'avaient fait pour l'Afrique et l'Amérique du Sud. Il s'en est fallu de peu que l'affaire réussisse !

Rendue à son histoire et, hélas, à ses divagations politiques, la Chine est tout de même restée pour les Occidentaux un casse-tête véritable, avec des codes d'entrée que nos pays n'ont pas encore saisis. La communication ne peut pas se faire, car non seulement les langues sont multiples dans le continent asiatique, mais les idéogrammes sont autant de pièges pour s'exprimer. De plus, les formes changent selon la région, le milieu social, la profession et même le temps qu'il fait. Quand vous avez cru comprendre un Chinois, c'est qu'il a voulu que vous le compreniez, mais, dans un certain sens, qui n'est pas toujours celui que vous désirez !

La Chine fonctionne beaucoup avec des phrases clés, des paraboles et des proverbes qui ont force de loi. Si vous dites que vous vous êtes maintenant trop avancé pour reculer, on vous répond que « celui qui chevauche le tigre a peur de mettre pied à terre ». Si vous regrettez d'avoir été roulé par un ami qui semblait pourtant lumineux de franchise, on vous dira que « l'endroit le plus obscur d'une pièce éclairée est justement placé sous le pied de la lampe » et voilà votre ami perdu.

Ceux qui ne connaissent pas ces lois ne pourront jamais converser avec un Chinois, même après vingt ans d'étude de la langue des mandarins. Granet explique très bien que le mot chinois « n'est pas fait pour exprimer un concept », il représente plutôt « un complexe indéfini d'images particulières ».

Prenons, avec lui, l'exemple du mot « vieillard » qui n'existe pas en chinois, mais qui peut être rendu par K'i (celui qui a besoin de mieux manger), K'ao (celui dont la respiration est difficile) ou Lao (celui qui a plus de 70 ans d'existence).

Les expressions sont souvent éloignées des significations véritables ; par exemple, « si je veux que mes soldats soient des tigres, je ne les appelle pas soldats mais tigres », ils comprendront.

On ne peut exprimer l'idée de « mourir » sans qualifier et juger le défunt, sans évoquer tout un ensemble de pratiques rituelles, tout un ordre de la société. Selon que vous aurez dit peng, hong, sseu ou tsou, le défunt sera traité, selon le cas, de Fils du Ciel, de grand officier ou d'homme du peuple. Par l'effet d'un seul mot, vous aurez ainsi fixé sa destinée dans l'autre vie, classé sa famille ; la Chine est dominée par l'étiquette. Il doit être tout à fait impossible pour un Occidental de dire quelques mots sur la tombe d'un Chinois qui vient de décéder, comme on peut s'en rendre compte*.

Enfin, il ne faut jamais oublier que la langue chinoise n'offre aucune commodité pour l'expression abstraite ou

* Granet, *La Pensée chinoise*, Albin Michel, 1974.

humoristique des idées : un homme voulait un jour expliquer à un Chinois francophone que son chef était devenu un grand personnage, mais que cette promotion n'avait pas augmenté ses qualités ; croyant bien faire, il cita au Chinois le célèbre proverbe asiatique : « Plus le singe monte haut, plus il montre son derrière. » Le Chinois crut bon, à son tour, de dire que si le singe montait trop haut, on ne verrait plus ni son derrière ni le singe non plus..., il n'avait pas compris l'allusion.

C'est pour cette raison que tous les proverbes chinois qui ont été traduits l'ont été d'une certaine façon, afin que les Occidentaux puissent les apprécier. Ils n'ont donc pas été traduits du chinois au français, mais de la pensée chinoise à la pensée française, ou russe, ou allemande. Par exemple, quand on sourit à l'écoute de : « La chute est moins douloureuse à l'oiseau qui vole bas (restons modestes et les ennuis seront moins importants) », c'est que le Chinois sait ce qui fait sourire les Occidentaux, sinon, en langue mandarine, il aurait dit tout simplement : « Sache rester dans une petite entreprise et tes impôts seront moins lourds » (ce qui n'est pas toujours vrai aujourd'hui)...

Une dernière histoire, encore empruntée à Granet, permettra au lecteur de comprendre pourquoi les médecins français sont encore loin de faire de la bonne médecine chinoise s'ils croient avoir affaire à des traductions parfaites des textes.

Un guerrier, avant que le combat ne s'engage, s'adresse à un ami qu'il a reconnu, hélas, dans le camp adverse. Il veut l'encourager à s'enfuir vers les chemins boueux, là où il pourra l'aider à s'en aller. Cependant, il se borne à lui crier : « Avez-vous du levain de blé ? » L'autre répond « non ». « Avez-vous du levain de plantes de montagne ? » L'autre répond à nouveau « non ». Alors il crie : « Le poisson du fleuve aura mal au ventre, que lui donnerez-vous ? » et l'autre, enfin, répond : « Regardez les puits sans eau, vous l'en retirerez. » Il a enfin compris. Pourquoi ? Parce que le levain est préventif contre l'humidité, songer à l'eau veut dire : gardez-vous de l'inondation, sauvez-vous, avec l'idée d'utiliser les chemins boueux et humides...

Qui dit mieux pour l'expression imagée ? Cela paraît invraisemblable !

Maintenant que la pensée est exposée, et compte tenu du fait que les traditions médicales chinoises sont traduites à partir des textes précieux, passons à l'écriture. Ici le dessin parle mieux, on dit qu'il est surtout « emblématique ». Nous en donnerons quelques exemples dissuasifs, car il ne faut pas chercher à reconnaître quoi que ce soit, on se trompe toujours :

« Commencement » s'écrit 刀 *tao*, couteau, et 衣 *yi*, habit, car pour commencer un habit, il faut d'abord couper le tissu avec un couteau : charmant.

« Amitié » s'écrit 友 deux mains droites : émouvant.

« Chef » s'écrit 馬, cheval, et 長, broche qui tient les cheveux : homme à tête de cheval ou longs cheveux retenus par une broche : tordu (ou mal traduit, tout est compliqué chez les Chinois).

« Guerrier » s'écrit 戈, lance, et 止 arrêter : arrêter les lances (et non pas les envoyer).

« Dispute » s'écrit 奻, deux femmes, 姦 trois femmes, adultère !

« Paix » s'écrit 宀, couvercle sur la 女 femme 安

« Doublure » s'écrit *li* 里, village, avec 衣 habit : incompréhensible !

Si l'on considère qu'il y a deux cent cinquante-quatre idéogrammes de base que l'on appelle des clés et quatre-vingt mille façons de les mélanger, on est en droit de penser que tout peut s'exprimer en chinois par écrit, à condition de connaître à l'avance les quatre-vingt mille combinaisons, car on ne peut pas « inventer » un caractère chinois.

Il me fallut des mois pour parvenir à être reçu par Laville-Méry, et encore me reçut-il ailleurs que chez lui, dans une sorte de soupente, au hameau du Pecq, accompagné par un de ses amis, bref, il fallait presque un visa pour le voir, le passeport ne suffisait pas.

Ses longs séjours en Asie l'avaient marqué au point qu'il vous parlait sans penser un mot de ce qu'il disait, vous abreuvant de paroles respectueuses, insistant sur l'honneur que vous lui faisiez en acceptant de le rencontrer, vous, un docteur en médecine, officier supérieur, décoré, aviateur de surcroît, sorti des grandes écoles. C'était dit avec courtoisie et grâce, sans une once de moquerie, un homme moins averti que moi se serait pris pour le « futur-élève-chéri-de-ce-maître-qui-allait-vous-faire-une-fleur-en-vous-prenant-sous-son-aile », tout ça parce que vous étiez un peu pistonné par Duron, son ami.

Mais, au bout de quelques instants, Laville-Méry et celui qui m'avait amené se mirent à parler acupuncture ; ils échangèrent des propos sur la traduction du *Chou King*, « le livre qui sert de règles », ou du quatrième tome des *Mémoires historiques de Se-ma Ts'ien*, série introuvable de l'illustre Chavannes, et enfin de *L'Astronomie chinoise*, de M. de Saussure, avec lequel Laville-Méry n'avait pas l'air d'accord : « De Saussure joue au Chinois, il établit les cycles pour un soleil fixé alors que nous savons maintenant que le soleil effectue une longue spirale dont l'axe navigue vers la planète Vega ! Alors tous ceux qui s'amusent à calculer les points d'acupuncture, les meilleurs à piquer, me font rire, car les Chinois ont effectué des traitements formidables d'efficacité pendant une période d'environ cinq cents ans, parce qu'en cinq cents ans la dérive solaire n'est pas très grande, mais en 1990, après deux mille ans, les calculs sont faux et les fameux "points actifs ou non actifs" d'il y a trois mille ans n'ont plus cours. »

Puis Laville-Méry se tourna vers moi en s'excusant de ne pas m'avoir demandé mon avis sur ce sujet que je devais connaître depuis plus longtemps que lui, bien sûr. Je lui rétorquai que je ne connaissais de l'acupuncture que celle de Niboyet et de Cantoni, c'est-à-dire de Soulié de Morant. Il se mit à rire en disant que je ne savais pas mentir, que je me déconsidérais et qu'en plus, je pratiquais le paradoxe avec humour. Il insista, en me disant que j'étais trop modeste ; moi, je le trouvais trop chinois, pour un Périgourdain.

Je venais de passer lieutenant-colonel et disposais maintenant d'un grand bureau, car j'étais médecin-chef de l'infirmerie-hôpital de l'armée de l'air à Paris, avec des médecins adjoints, des secrétaires, une voiture avec chauffeur. Byzance. Laville-Méry, qui connaissait enfin mon ignorance en matière de tradition antique, n'avait guère donné de suites à ma visite mais, en cinq années, j'allais rattraper le temps perdu, car Duron venait de le décider à écrire avec lui le fameux livre clé, la bible des acupuncteurs, dont je serais le scribe éclairé jusqu'en 1971.

On décida de se réunir deux après-midi par semaine dans mon grand bureau pour rédiger « le livre » et une étroite collaboration commença.

J'allais maintenant chez Duron pour sa consultation du samedi et j'apprenais à grande allure des choses insoupçonnées, le choix des points en fonction des saisons, l'« ouverture » et la « fermeture » des méridiens profonds, bien plus importants que les méridiens de surface. Duron questionnait les gens très longuement et je me rendais compte que jusque-là, mes connaissances se limitaient à une « aiguillothérapie » très élémentaire.

À mon habitude, j'en faisais profiter mes élèves, qui

découvraient peu de temps après moi les nouvelles lois médicales antiques, les points à choisir en fonction « du temps qui passe » et « du temps qu'il fait », comme le disait dans les années soixante le précurseur Nguyen Van Nghi père. Une grande logique émanait de ces lois et cela me rappelait ma classe de mathématiques élémentaires. Il y avait des théorèmes précis, infiniment plus qu'en médecine occidentale, et pour chaque cas de malade, il fallait trouver le théorème correspondant, recherche complexe. On s'aidait par la prise des pouls, l'examen de la langue, la palpation des zones de l'abdomen. On se trouvait donc devant une médecine subtile, car elle considérait chaque cas comme un cas unique, le nom de la maladie n'existant pas en tant qu'entité générale, « car chacun était malade à sa manière ».

Duron riait beaucoup des aiguilles d'or et d'argent, dont l'idée venait des « aiguillothérapeutes ». Il me fit lire un petit livre où l'on racontait que, jadis, les médecins chinois se faisaient accompagner par des aides, très ignorants. Le médecin laissait les aiguilles en place, mais certaines devaient être retirées au bout de quelques minutes. Les jaunes, en or, étaient remises dans leur boîte par l'aide-médecin qui laissait encore quelques minutes les blanches, en argent. Mais ceux qui travaillaient seuls n'utilisaient que des aiguilles en fer, ou de fines pointes de pierre, car ce qui compte est la stimulation, le message nerveux, provoqués par la douleur de la blessure, tout le reste étant simple fantaisie.

Les aiguilles d'acier n'étaient pas chères, elles suffisaient très largement à provoquer le message nerveux ; de plus leur solidité permettait leur finesse, on pouvait donc les enfoncer plus loin, selon le cas, nouvelle loi que j'ignorais auparavant.

Alors que le livre venait de naître, avec nos réunions au cours desquelles je prenais des pages de notes en vue de la rédaction du premier tome, Laville-Méry nous dit qu'il était attaqué devant les tribunaux pour « exercice illégal de la médecine », une fois de plus. Son succès et le nombre de ses malades portaient ombrage aux médecins acupuncteurs et il y avait une jurisprudence assez forte pour que le cher homme aille en prison ou soit frappé d'une amende élevée. « À soixante ans, je me retrouve pour la troisième fois devant les tribunaux, cette fois, ils ne vont pas me rater, tu parles », disait notre maître à penser.

Bien sûr, de nombreux malades viendraient exprimer leur reconnaissance, des gens importants seraient là pour témoigner en sa faveur, mais l'avocat, Me Damien, de Versailles, nous dit que le seul moyen d'apporter du nouveau dans un tel procès restait à trouver, nous n'avions qu'à y réfléchir.

Le samedi suivant, à la consultation de Duron, avenue du Maine, j'appris l'histoire singulière de Laville-Méry. Cuisinier sur un cargo, peu de temps après la guerre, il naviguait en mer de Chine et l'équipage appréciait beaucoup ses civets de lapin et son bœuf bourguignon. Le cuisinier avait « fait 39-45 » en France libre et son ancien grade de « sergent-chef chez de Gaulle » lui donnait une certaine auréole, même auprès du commandant.

Un jour que le cargo attendait du fret à Taiwan, un mécanicien du bord fut saisi brutalement d'une douleur fulgurante dans le bas du dos, comme un coup de poignard. Où emmener le pauvre homme dans une ville inconnue, où les médecins occidentaux sont rares, pour ne pas dire inexistants ?

Mais, en Chine, surtout après-guerre, quand un bateau étranger faisait escale dans des ports comme Fou-tcheou, Shanghai, Taibei, Tainan ou Ki-long (à Formose), des nuées de Chinois montaient à bord avec des choses à vendre, du troc à faire, et des services divers à proposer, on imagine lesquels... Trouver un thérapeute devenait urgent, on mit le malade sur un pousse-pousse et on l'amena chez un « grand spécialiste des douleurs » désigné par un de ces marchands montés à bord, Laville-Méry l'accompagnait.

On leur demanda trente dollars d'avance, on déshabilla

le pauvre mécanicien et on l'allongea sur une natte, à plat ventre, par terre. L'acupuncteur planta une grande et grosse aiguille derrière chaque genou, dans le creux poplité, et un flot de sang jaillit des deux trous. Le praticien laissa bien saigner, puis désinfecta les plaies avec un coton imbibé d'un liquide noirâtre ; cinq minutes après, l'homme était debout, souriant et stupéfait, la douleur avait disparu !

Il fallut plusieurs mois pour que Laville-Méry se rende compte que la cuisine sur les bateaux commençait à lui peser, et c'est au cours d'un passage à Hong Kong qu'il devait rencontrer un vieux maître, réfugié de Chine communiste, qui voulait bien prendre quelques élèves. Le Français baragouinait un peu le chinois, l'anglais, et ses talents de cuisinier lui permirent de trouver du travail dans un restaurant pour étrangers, ce qui lui donnait le gîte et le couvert. Mais les leçons du maître n'étaient pas gratuites et pour gagner de l'argent, Laville-Méry organisa quelque chose de tout à fait original : le combat de rues pour touristes ! Beaucoup d'Américains, à l'époque, visitaient l'Asie, et lorsqu'on voyage dans ces pays, il y a des villes que l'on se doit de connaître, Hong Kong et Macao, Singapour et Tokyo.

Dans le vieux Kowloon où le Français, cuisinier élève-acupuncteur, vivait, passaient des touristes armés de caméras mais qui n'avaient rien d'extraordinaire à filmer ; aussi Laville-Méry se mit à organiser de fausses bagarres, prenant les touristes par la main et les amenant dans le restaurant (où, ensuite, ils consommaient pour se remettre de leurs émotions). Il les plaçait près de la fenêtre du premier étage en leur disant qu'en bas, presque tous les soirs, des rixes sanglantes opposaient des bandes rivales et que cela se terminait généralement mal. Alors, on attendait dans le noir.

Payés d'avance pour le spectacle, des Chinois, clochards ou dockers sans emploi, envahissaient la rue, couteaux levés et pistolets armés (chargés à blanc). Ils commençaient par s'invectiver, puis le ton montait et les caméras se mettaient en route; les bagarreurs de la rue avaient tous dans les mains et dans les poches de petites vessies de lapin ou de canard remplies de sang au vinaigre (pour empêcher les coagulations trop rapides) et le sang giclait sous les cris des dames américaines, mortes de peur. Puis on appelait la « police », des gaillards en imperméable qui ramassaient les blessés et embarquaient les survivants dans de faux « paniers à salade ». Ensuite, on donnait de gros pourboires à Laville-Méry, ce qui lui payait ses cours de médecine chinoise chez le maître Wu.

La date du procès approchait et l'avocat me reçut un jour avec « l'inculpé ». Il finit par m'expliquer qu'il avait cherché parmi les amis quelque médecin valeureux et courageux qui viendrait défendre son vieux maître devant le tribunal; en vain, tout le monde s'était défilé, même Duron, car, bien entendu, il y aurait des représailles de la part des acupuncteurs français ! Duron était âgé, un peu cardiaque ; on comprend qu'il se soit écarté des ennuis.

Je me portai volontaire « pour cette mission dangereuse », sans doute parce que Laville-Méry savait beaucoup de choses qu'il pouvait m'apprendre et que je compris très vite qu'en le défendant contre tous, je m'y retrouverais en leçons particulières, ce en quoi je ne me trompais pas.

Le procès fut houleux, de nombreux journalistes s'étant déplacés, ainsi que des médecins venus crier leur méchanceté, des malades faisant bruyamment état de leur guérison quasi miraculeuse, et de nombreux ambassadeurs de sociétés d'acupuncture venus là pour pouvoir rendre compte à leur président de la suite des événements.

Le président du tribunal avait en main la maquette du livre que nous préparions et il dit à haute voix que ce « grand livre rouge » ne pesait pas lourd à côté du petit de Mao Tsé-toung, ce qui détendit l'atmosphère. Il souriait et avait vraiment l'air de se distraire beaucoup. Damien, l'avocat, me dit que c'était de bon augure.

Quand je me retrouvai à la barre, l'avocat déclara que

j'étais médecin en chef de l'armée de l'air, que je n'exerçais pas encore dans le civil et que je ne faisais donc pas partie d'une caste, les pro-Laville-Méry ou les anti-Laville-Méry. Je venais tout simplement défendre celui qui m'enseignait l'acupuncture et témoigner de trois choses : ses grandes connaissances, l'absence de toute faute d'ordre médical, l'absence de toute plainte des malades.

Interrogé, je déclarai, en effet, que ces trois phrases représentaient des vérités premières et que M. Laville-Méry pratiquait des soins que personne n'apprenait en Faculté de médecine.

Le président me demanda alors si l'acupuncture était oui ou non un acte médical et je sentis venir le piège gros comme une maison servant d'abri à trois éléphants ! Si je disais oui, c'était l'aveu d'un exercice illégal, si je disais non, alors, il fallait compter avec ce que je venais de dire mais qui aurait des conséquences fâcheuses ! Je dis non ! J'ajoutai que l'acupuncture ne faisant pas partie des programmes de l'université, elle représentait un acte qui n'était pas médical, de même que la concierge qui donne à son mari une tisane de sa composition n'accomplit pas un acte médical.

Le brouhaha indescriptible qui suivit mes paroles couvrit à la fois la réponse du président, les anathèmes des médecins acupuncteurs présents, les applaudissements de mes élèves et des gens favorables à ce qu'ils appelaient « la liberté de guérir ». On me criait d'un côté des insultes, de l'autre, des félicitations, mais le pire restait à venir.

Le tribunal ne prit pas de sanctions contre Laville-Méry, mis à part une petite amende, et l'avocat me dit que ma réponse avait apporté une nouveauté : l'acupuncture en tant qu'acte médical pur pouvait désormais se discuter, puisqu'un tribunal venait de tenir compte de l'argument.

Dès lors, transformé en mouton noir, en traître absolu et diffamateur, je vis fondre sur moi le corps médical acupuncteur, avec l'ensemble de ceux qui étaient mes amis ; Niboyet et Cantoni me passèrent un savon, les présidents des sociétés d'acupuncture m'interdirent les congrès, l'abonnement à leurs revues et surtout ma présence dans les réunions. On me déclara que défendre un ami, un maître, pouvait à la rigueur se comprendre et que j'avais même montré un sacré courage d'aller ainsi « bille en tête » dire tout et même trop pour sauver Laville-Méry.

Jadis Niboyet et bien d'autres étaient aussi allés défendre Soulié de Morant dans des conditions analogues, devant un tribunal de Paris. Soulié de Morant n'était pas médecin, lui non plus, mais évidemment cela se passait dans un milieu élevé, élégant, XVIe arrondissement, hôtels particuliers, ancien consul de France, ami de Raimu, de Colette, de Cocteau... Charles Laville-Méry, lui, n'était qu'un ancien cuisinier, habitant la banlieue sud, sans titre ni décoration, sans nœud papillon ni queue-de-pie, aussi personne ne se dérangea pour venir l'aider. Berladier, qui enseigna un temps l'acupuncture à des médecins, n'est resté curieusement dans aucune mémoire et aucun auteur, à part moi, ne l'a cité dans ses livres (voir *Aide-mémoire du praticien acupuncteur*, J. Borsarello, Éd. Maisonneuve, Moulins-lès-Metz). Un autre de ces acupuncteurs passionnés, entièrement oublié, fut Martin Hartz, le seul homme qui fit des cours d'acupuncture aux Chinois, à Pékin, en pleine révolution culturelle ! Il était l'ami de Laville-Méry et rédigea une série de planches extraordinaires, en couleurs, d'une minutie incroyable ! Le docteur Senn, de Genève, a essayé d'intéresser les praticiens à ces planches, hélas, il s'agissait d'une édition de luxe, et le livre, coûtant trois mille francs, se vendit très difficilement.

La médecine chinoise, introduite dans nos pays par des esprits curieux et avides de savoir, semble bien avoir été la proie des non-médecins et il faut admettre, en surmontant nos sentiments et notre irritation, que c'est grâce à eux que l'acupuncture est devenue l'instrument irremplaçable, dans de nombreux cas, de la médecine occidentale. Il faut donc remercier, à titre posthume, le capitaine Dabry de Thiersant, Georges Soulié de Morant, Lavier, Laville-Méry, Berladier,

Martin Hartz, pour ne citer que les disparus, envers lesquels nous devons ressentir un très grand respect.

Notre grand livre rouge *(Bioénergétique en médecine chinoise)* continuait à se faire, malgré les disputes traditionnelles sur des points de détail entre Duron et Laville-Méry. « Duron, tu dis énergie hors des normes, ou hors la loi, ou perturbée et le texte dit énergie perverse, Siépô : pervers, maléfique ; en Chine, on ne dit pas ''femme blanche'', on dit Koe Pro (sorcière blanche), ce qui montre bien le côté mauvais, pervers, de l'énergie des malades. » Et Duron, en colère, disait : « Sorcier, pervers, et après ça, tu veux que l'on prenne l'acupuncture au sérieux. Je dis perturbée, je dis anormale ; en médecine, il y a des mots occidentaux, et si tu veux écrire ''pervers'', eh bien ! Charles, je fous le camp. »

Je passai des minutes précieuses à les calmer, car tout ce qu'ils me faisaient écrire tenait de l'extraordinaire, ces deux après-midi par semaine valaient tous les meilleurs professeurs du monde.

De plus, et pour me remercier de l'avoir défendu contre l'ennemi mortel qu'il haïssait entre tous, le médecin acupuncteur français, Laville-Méry me recevait des week-ends entiers dans sa maison de campagne de Normandie, près du Teil, et il me commentait les ouvrages introuvables à l'époque, le *Neï Tching*, le *Chou King*, et les « pouls » de Wang Chou Houo.

Mais cet homme ne pouvait pas exposer longtemps des choses concrètes, il n'aimait pas pérorer, faire un cours, il fallait qu'il lise et qu'on l'arrête pour poser des questions. De toute façon, quoi que vous fassiez, au bout de deux heures au maximum, il vous disait : « Bon, eh bien, maintenant, je vais faire un lapin à la moutarde, ou un aïoli » et plus rien, dès cet instant, ne l'intéressait que sa cuisine. Je fus le premier, je crois, à poursuivre malgré tout l'interrogatoire, tout en l'aidant à cuisiner, ce qui donnait des conversations de ce genre :

« Monsieur, quel est le point le meilleur pour faire descendre l'énergie vers le bas ? — C'est le point Paê lao 13e du tou mo, passez-moi les oignons. — Ces oignons-là ? Et pour monter l'énergie vers le haut ? — Non, ça, c'est de l'ail, si vous confondez l'ail et les oignons, vous confondrez le Paê lao avec les points qui font monter l'énergie vers le haut, 37 et 39 estomac, Sia lien et Chang lien, attention au foie du lapin, ne crevez pas la vésicule. — Au fait, monsieur, pour calmer les douleurs vésiculaires ? — Enlevez la tête du lapin avec le hachoir ; pour les douleurs vésiculaires, c'est le 9 de rate, inn ling tsiuan, mais non, je veux le râble du lapin, pas la tête. — Et le 13e de vésicule, à quoi sert-il ? »

Et tout en faisant sa gibelote ou son civet, Laville-Méry répondait à mes questions, seul moyen pour moi d'obtenir quelques données supplémentaires. Il fallait passer les couteaux, dépiauter le lapin, plumer le poulet, tout en parlant des méridiens et des points. Un jour, il me montra le trajet interne du méridien de l'estomac avec un fil destiné au ficelage du rôti, en passant le fil à travers un gros lapin et en faisant naviguer le fil à travers le corps. Une autre fois, il oublia la pelote de fil dans un poulet, distrait par une de mes questions.

Les longs week-ends chez ce maître un peu particulier m'apprirent que la médecine chinoise ne consistait pas seulement à planter des aiguilles et que l'acupuncture, pratiquée par le meilleur des vieux maîtres chinois, ne représentait que le cinquième de la thérapeutique en Chine.

« Vous voulez donner du tonus à l'un de vos malades, disait Laville-Méry, voilà le menu : crevettes bouillies, rognons de mouton grillés, et un peu de viande de poulet, juste saisie au feu. On met des clous de girofle, des poireaux, et on finit avec des litchis, des noix et on boit une bonne tisane de badiane. » Il ajoutait que ce jour-là, on ne mangerait rien de tout cela, car j'avais l'air d'être un peu nerveux avec toutes mes questions…

Il me dit que nombre de ses patients venaient le consulter

pour des insuffisances sexuelles et qu'il leur donnait à absorber des crevettes bouillies, des moules séchées, du rognon de mouton et des bonbons au gingembre. Les gens âgés qui désiraient ainsi réveiller leurs instincts primitifs venaient quelquefois consulter le vendredi, « pour avoir, disaient-ils, des week-ends abordables ».

« Retenez une règle d'or, me disait ce cuisinier hors ligne doublé d'un thérapeute, l'excès de piquant blesse la peau et les ongles, l'excès de salé blesse le teint, diminue l'urine et la sueur, l'excès de sucré rend les chairs flasques, l'excès d'acide accélère les pouls, l'excès d'amer attaque les veines et les artères. »

Il connaissait à Paris, pas loin de l'École de Médecine, un restaurateur nommé Jules qui fit faillite en voulant soigner les gens qui venaient déjeuner ou dîner. Il y avait, paraît-il, des pancartes partout dont Laville-Méry me montra quelques copies :

Les différentes sortes d'aliments

Légumes	= la mauve est douce (un peu) = rate, pancréas	
	= le poireau est acide (un peu) = foie, vésicule biliaire	
	= l'échalote est amère (un peu) = cœur, vaisseaux	
	= le haricot est salé (un peu) = rein, vessie	
	= l'oignon est piquant (un peu) = poumon, intestin	
Graines	= le mil du couscous est doux	
	= le sésame est acide	
	= le blé est amer	L'action de ces aliments
	= le haricot est salé	est *modérée*
	= le mil jaune est piquant	
Fruits	= la jujube est douce	
	= la prune est acide	
	= l'abricot est amer	
	= la châtaigne est salée	
	= la pêche blanche avec la peau est piquante	

Viandes = le bœuf est doux
= le chien ou le cheval sont acides
= le mouton est amer
= le porc est salé
= le poulet est piquant

Le doux, sucré, harmonise la rate et le pancréas, ainsi que l'estomac (en quantité raisonnable).
Le salé est laxatif et calme le rein.
L'amer consolide, tonifie momentanément le cœur.
L'acide du citron calme l'ensemble foie-vésicule biliaire.
Le piquant calme le poumon.

D'autres pancartes annonçaient : « Ici, pas de poularde, pas de lourds cassoulets, de sauces sirupeuses, d'omelettes baveuses, de poulets béarnaise, de canards au sang, ni même de gratins dauphinois ! VOUS TROUVEREZ TOUT CELA AILLEURS. ICI, ON MANGE SAIN POUR MIEUX VIVRE ! »

Avec un tel programme, il n'y eut bientôt plus que quelques porteurs de hernies hiatales, des ulcéreux, des obèses condamnés et de rares personnes adeptes du jeûne. Il paraît que Jules prenait les commandes lui-même, le sourcil froncé et le crayon en bataille. Si le client demandait, même timidement, « une sauce à l'échalote avec la bavette », Jules notait en disant : « L'échalote tue les artères et le doux, c'est-à-dire la bavette, zigouille la rate, vous risquez de crever chez moi, là, tout à l'heure, mais ce n'est pas mon problème. » Alors le client choisissait autre chose et s'entendait dire que sa fin serait, en effet, retardée... de quelques heures.

On imagine aisément qu'au centième menu calculé selon les conseils de Jules, c'est-à-dire pratiquement rien, arrosé d'eau de source, le tout pour soixante francs, la courbe des recettes commença à baisser, le Cigalon de Pagnol était battu !

Aussi abandonnai-je rapidement l'idée, pourtant bien intentionnée, de conseiller des menus aux malades, car, en France en particulier, les malades acceptent très facilement les petites aiguilles, même si on les chauffe à blanc, mais désertent les cabinets médicaux si on les prive de tabac, de bons vins, de chocolat et de coquelet au bourgogne !

Mes cours à l'hôpital des Enfants Malades suivaient leur difficile chemin et beaucoup d'élèves abandonnaient petit à petit les contours sinueux et complexes des méridiens et des points chinois. Ils avaient cru écouter quelques bonnes recettes, pour faire grossir les maigres et maigrir les gros, courir les paralytiques et stopper les crises nerveuses, et on leur proposait depuis un an des préliminaires qui n'en finissaient plus.

Seuls restaient les « fanas » et, parmi eux, « l'homme au chien ». Cet élève travaillait dur toute la journée en faisant des visites en ville, souvent lointaines, ne déjeunait pas et achevait son travail peu de temps avant l'heure des cours, vers vingt et une heures, ce qui l'empêchait aussi de dîner comme tout le monde. Pour éviter les vols dans les voitures, événement très courant de la vie parisienne ou banlieusarde, le praticien laissait son chien garder le véhicule dans la journée pendant ses visites médicales.

Il arrivait donc à l'hôpital le soir et garait sa Renault dans le parking du centre de soins. Pour ne pas laisser l'animal au froid, le distraire un peu aussi, et lui dégourdir les pattes, il l'amenait dans la salle de conférences, qui se trouvait à l'écart des locaux réservés aux malades, mais était tout de même, elle aussi, interdite aux chiens. À cette heure-là, pourtant, personne ne venait contrôler et le chien devint la mascotte du cours.

Vers vingt-deux heures, l'élève commençait généralement un petit somme, tribut d'une dure journée, et en regardant le chien, tout en exposant les mystères de la médecine chinoise, je m'aperçus qu'il donnait à son maître des coups de museau, pour le réveiller. On aurait vraiment dit qu'il regrettait que son patron ne profitât point de la leçon et il grognait en sourdine, remuant la tête de dépit quand il ne parvenait pas à secouer suffisamment le dormeur. Il montait alors sur la chaise la plus proche et son attention devenait particulière, suivant de l'œil mes dessins au tableau, remuant comme s'il voulait prendre la parole, aboyant très doucement lorsque tout le monde riait à l'une de mes plaisanteries. Pour un peu, il aurait pris des notes et il regardait son maître comme s'il en avait honte ; c'était une sorte de ratier, blanc avec des taches noires, un peu plus gros qu'un chat mais malin comme un singe.

Quand le cours finissait, un petit brouhaha de chaises poussées, de livres fermés et de fermetures à glissière tirées sur les sacoches et les cartables réveillait le brave élève, penaud et presque désespéré d'avoir encore une fois raté le programme. Et les autres, en plaisantant, lui disaient de ne point avoir de souci, car le chien avait tout compris, bien pris le cours, il suffisait de l'interroger sur le chemin du retour, pendant le parcours en voiture.

Je n'ai jamais oublié l'intérêt du chien pour mes gestes ou mes figures sur le tableau noir, ni le jour où un élève, levant le doigt pour poser une question, insistait, car je ne le voyais pas, lui tournant le dos. Le chien, alors, grogna dans les aigus, ce qui attira mon attention ; j'ai toujours été persuadé, et l'élève aussi, que le chien avait voulu que je me retourne pour voir le questionneur. Mais ce n'est pas seulement pour ces quelques petits événements que l'attitude du ratier s'imprima définitivement dans ma mémoire ; ce chien devint acupuncteur, vraiment, probablement sans le savoir, et bien qu'il n'aie, à ma connaissance, stimulé un point d'acupuncture qu'une seule fois.

Un soir, en effet, un élève amena un malade dont le cas lui avait paru intéressant, surtout par rapport aux études que nous poursuivions à cette époque : une sciatique gauche, très douloureuse, qui durait depuis une semaine.

Bien sûr, l'homme souffrait mais son attitude d'opposant — mauvais caractère et grossièreté — n'échappa à personne. Il grogna pour se déshabiller, disant qu'il servait de cobaye, qu'on le montrait comme un animal de cirque. Quand il aperçut le chien dans la salle, il fit une réflexion sur l'interdiction de faire entrer les bêtes dans un hôpital, et resta odieux jusqu'à ce que je le fasse asseoir à califourchon sur une chaise pour examiner sa colonne lombaire, responsable de ses douleurs, très probablement.

Quand les élèves approchèrent pour mieux voir et faire cercle autour du malade, le chien vint avec eux en silence, car il semblait vouloir profiter de l'examen pratique, comme il le faisait habituellement pour le cours théorique. Le malade, voyant s'approcher l'animal, se leva et invectiva la bête, parlant de signaler le fait à l'administration, et cela, en faisant de grands gestes. Le maître, assoupi, dormait là-bas au fond, bien calé sur son siège, très loin de l'incident qui prenait une vilaine tournure.

Le chien regarda son maître tristement, puis revint vers l'homme en colère avec, en apparence, un sentiment de hargne, car tout le monde le caressait au passage et il se sentait non seulement apprécié, mais aussi admis parmi toutes ces personnes attentives et rieuses à la fois. Il se précipita alors sur le malade et le mordit au mollet gauche, à une distance à peu près égale entre le pied et le genou ; la zone mordue se mit à saigner et ce fut bientôt un remue-ménage peu ordinaire. Le blessé avait le souffle coupé, les élèves lui tenaient la jambe pendant que l'un d'eux désinfectait et qu'un autre préparait un pansement ; au loin, l'élève dormait toujours, ignorant de l'orage, et le chien s'était caché sous un banc, car il devait craindre le pire !

On calmait le mordu, on s'excusait, on le priait de se taire, l'élève qui l'avait amené lui promit de le traiter gratis à l'avenir. Je craignais beaucoup pour la suite des cours et l'effet d'un scandale, mais apparemment l'homme s'était calmé. Quand il vit le chien, là-bas au fond, sous son abri, il courut plus qu'il ne marcha vers lui, peut-être pour le frapper, ou tout au moins pour lui faire peur, et c'est alors que tout le monde s'aperçut que l'ex-sciatalgique, presque paralysé il y a un quart d'heure, trottait maintenant comme un lapin. On le lui fit remarquer, il marcha en rond, se baissa, se releva et dit : « Ben sûr, c'est la peur qu'a fait passer ma douleur, ben alors, j'm'en vas. » On sait, dans le public, que la peur donne des ailes, mais la morsure sélective d'un chien bien instruit en matière d'acupuncture est tout de même quelque chose de plus réel qu'un vague dicton ! Les chiens d'aveugles, bien dressés, connaissent la différence entre les feux rouges et les feux verts, alertent leur maître à l'approche d'une voiture, connaissent le danger des trottoirs, et ce ne sont là que des exemples très courants, mais là il s'agissait d'autre chose.

Comme tout se sait, en particulier l'événement exceptionnel et cocasse, l'histoire du chien acupuncteur fit le tour de l'hôpital. Les détracteurs de la médecine chinoise en firent des gorges chaudes, ramenant cette spécialité plus bas que terre, en disant qu'ils avaient toujours pensé que la piqûre des Chinois faisait un mal de chien et ils brodèrent à l'infini avec ce genre de calembour de caserne.

Hélas, la femme de César ne devant pas être soupçonnée, on me fit comprendre que, maintenant, les élèves de troisième année étaient bien formés et que l'expérience s'avérait pleine d'espérance pour l'avenir. Pour l'année suivante, on allait voir, les locaux devaient être refaits, on regrettait beaucoup, bien entendu, et on en avait même la larme à l'œil de se priver ainsi d'un enseignement irremplaçable certes, mais la Faculté a ses règles. En guise de consolation, les autorités hospitalières qui manquaient d'hospitalité me dirent qu'ils me voyaient partir avec, au cœur, un mal de chien.

Je trouvai facilement d'autres locaux, en particulier à l'Institut Valentin-Haüy, où je faisais déjà des cours aux élèves non voyants, et où je finis par regrouper toutes mes ouailles.

Un soir, alors que j'expédiais les affaires courantes de l'infirmerie de l'armée de l'air, une estafette me remit un mot urgent de la part du général résidant à l'Élysée, en tant qu'adjoint du cabinet militaire de la présidence de la République. Son épouse présentait une toux incoercible quelques heures avant une réception officielle où ce symptôme risquait de compromettre les discours des officiels ; ne pas assister à cette réception quand on est la femme du général de l'Élysée correspond à ne pas se trouver dans la loge du roi Louis XIV quand on y a été invité.

La générale revenait du Val-de-Grâce où on lui avait fait ingurgiter les sirops les plus efficaces, les pastilles les plus réputées et les gélules les plus profilées, sans parler de véritables chargeurs de suppositoires. Devant l'échec des sommités à képi rouge et aux blouses blanches immaculées, le général s'était souvenu qu'à l'École de l'Air, en pleine fête de la promotion, son épaule droite, celle qui permet le salut militaire, avait refusé brusquement tout service. Dans ce genre de cérémonie, les troupes défilent avec leurs drapeaux, il y a des détachements étrangers, c'est-à-dire un drapeau qui passe toutes les deux minutes, ce qui représente trente saluts à l'heure. Là aussi, ne pas saluer le drapeau risque de vous mener loin, dans ces espaces infinis où les étoiles pâlissent, chose épouvantable pour un général. Quelques aiguilles plantées par Cantoni avaient fait tourner la malchance et le général avait pu saluer tout son soûl les glorieuses bannières.

On m'envoyait une voiture ; le temps de revêtir ma tenue militaire la moins râpée et d'attraper au vol ma trousse d'acupuncteur et me voilà parti en voiture officielle, précédée de deux motards, avec sirène s'il vous plaît. En franchissant la fameuse porte cochère de la non moins fameuse rue, sous le drapeau français, salué par des gardes républicains munis de grands sabres brillants, je regrettai que mes parents ne puissent me voir, eux qui se pavanaient déjà d'avoir un fils « à quatre galons ».

La générale toussait à fendre l'âme, le général faisait la tête et répondit à peine à mon salut, mais rien ne m'inquiétait davantage que l'énorme chien qui était affalé sur le lit et grognait en montrant des dents pointues comme des flèches d'ivoire. Le général s'était mis à lire un journal, dans un coin, la générale m'expliquait entre deux quintes qu'il s'agissait probablement d'une allergie aux poils de chien, et quand je désignai le mastodonte sur le lit, d'une façon très discrète, elle me dit, sourcils froncés : « Mon petit Zazou, me faire ça, mais non, voyons, c'est certainement l'abominable yorkshire moisi de qui vous savez, cette bête immonde pleine de poils et si velue qu'on ne sait jamais si on lui botte les fesses ou le museau. » Quand les grands parlent, les petits se taisent ; je me tus et ouvris ma trousse, Zazou approcha, l'œil sanglant, la bave coulant dans ma sacoche, et je m'arrêtai à la fois de bouger et même de respirer. « N'ayez aucune crainte, dit le général derrière son journal, il croit que vous allez faire du mal à ma femme, si vous ne faites pas de geste agressif, il ne vous mordra pas. »

Comme j'allais poser des ventouses avec piqûre préalable de points chinois et que je devais chauffer les verres avec la flamme d'un briquet, je pensais qu'en collant deux bonnes gifles à la générale, je risquais beaucoup moins qu'en lui rôtissant le dos malgré ses probables cris de souffrance, geste agressif s'il en fut !

J'essayai de retrouver dans ma carrière des moments où le vrai courage m'avait sauvé la vie mais je n'en trouvai pas de semblable, les fellaghas que j'avais croisés en Algérie ayant un air bien moins méchant que l'horrible Zazou.

La seule raison qui me fit sortir les ventouses, que le tremblement de mes mains transformait en clochettes, le briquet et les aiguilles, est une question de logique : « Si le général et sa tousseuse de femme ne disent rien, alors que je suis apparemment le seul à pouvoir régler leur problème de soirée présidentielle, c'est que ce chien est comme un Marseillais qui se précipite vers son ennemi mais s'arrête à un mètre, exactement comme celui d'en face, et que tout se termine par des torrents d'injures inoffensives. »

Me désintéressant alors du chien au point de lui cogner au passage le nez avec la boîte à ventouses, je me mis au travail. Le général somnolait derrière son journal ; la générale, à plat ventre, me présentait son dos, je regardais le chien, en lui décochant une série de ces grimaces horribles qui me firent gagner de nombreux concours, à Toulon, quand j'étais enfant. Le molosse ne semblait pas habitué à ce genre d'expression, étant dressé à baver de rage en montrant ses dents énormes, ainsi que ses trente kilos de viande mauvaise. Je plaçais mes aiguilles, je les chauffais, je chauffais aussi l'intérieur des verres avec la grosse flamme de mon briquet, je posais la ventouse, et chaque fois, dans un élan accompagné d'une affreuse grimace, je pointais la flamme vers le chien estomaqué. À la cinquième ventouse, je me permis même de faire semblant de ramper vers lui, briquet à bout de bras comme une arme, en longeant le lit, et sortant ma grimace la plus affreuse accompagnée de feulements de félin.

Le général, qui me regardait faire depuis quelques secondes, me dit d'arrêter de faire le clown et me demanda de ne plus faire peur à ce chien qui ne m'avait rien fait ; je ne savais plus où me mettre.

Depuis un quart d'heure, la générale ne toussait plus, je retirai aiguilles et ventouses. Quant à Zazou, il était allé se cacher sous le lit, couvert de honte. Le général me félicita, la générale faillit m'embrasser de joie mais, soudain, elle poussa un cri. Zazou apparut l'œil sanglant et toutes dents dehors, mais quand il vit que j'étais encore là, il disparut à nouveau sous son lit, j'étais sa honte ineffaçable.

« Madame, aurais-je oublié une aiguille (qui expliquerait ce cri) ? demandai-je avec dignité. — Mais non docteur, répondit la dame, mais vous avez vu mon dos (quinze taches rouges de ventouses, larges comme des roses trémières). Et moi qui me faisais une joie de mettre ma robe de lamé, de chez Dior, à dos nu. »

C'est grâce à l'appui de ce général, quelques mois après, que je réussis à décrocher le poste envié de « médecin accompagnateur des élèves de l'École supérieure de guerre aérienne » dans le voyage autour de la planète, près d'un mois de promenade dans toutes les bases aériennes militaires du monde.

Quand il fallait partir en Indochine, en Algérie, en évacuation sanitaire dans le djebel, ou tout simplement à une réunion technique à Melun ou à Romorantin, mes camarades anciens ne se bousculaient pas au portillon ! Justement, leur cousine venait d'entrer à l'hôpital, ou le petit dernier présentait la varicelle du siècle, ou alors la femme chérie risquait d'accoucher à sept mois ! Mais quand on demandait un volontaire pour assurer la sécurité sanitaire et les traitements éventuels en cas de maladie d'un groupe de militaires en voyage d'études lointain, les camarades anciens se trouvaient mille raisons d'être sélectionnés, même les gynécologues, les pédiatres et les spécialistes d'anatomie pathologique.

L'acupuncteur rebelle, irrévérencieux, cabochard à ses heures que j'étais n'avait aucune chance et les volontaires ne me comptaient même pas dans la liste de ceux qu'il fallait éliminer pour partir en goguette à leur place.

C'est là que j'allais voir les générales tousseuses, les généraux privés de salut militaire, tous ceux qui avaient bénéficié jadis des bonnes petites thérapeutiques et dont le renvoi élégant de l'ascenseur semblait chose naturelle. De plus, j'étais toujours parti là où l'on m'envoyait, « sans délai », et sans le moindre ressentiment ; les généraux en question, alors colonels ou commandants, se souvenaient de moi pour m'avoir vu déambuler du Sahara au Centre-Afrique en passant par Saigon et Madagascar, et faisant presque partie du personnel navigant de l'armée de l'air.

Aussi, pour me remercier, alors que seize étoiles couvraient leurs manches et leur casquette, ils écrivaient au directeur du service de santé de l'armée de l'air une de ces lettres dont ils ont le secret, et qui ressemblait à ceci :

« Mon cher général, au moment où je dois choisir un médecin de l'armée de l'air pour accompagner autour du monde les élèves de l'École supérieure de guerre aérienne, je me permets de vous demander d'approuver mon choix pour les raisons suivantes : le docteur B. a l'habitude des pilotes et des vols de longue durée, compte tenu de sa carrière passée essentiellement sur les bases aériennes au contact permanent des unités navigantes. Il a aussi l'habitude de régler les petits ennuis de santé avec un matériel minuscule, quelques aiguilles, ce qui évite l'utilisation de traitements souvent suivis d'effets secondaires regrettables. Je suis persuadé que vous pensez comme moi à l'efficacité à moindre frais. Croyez en l'expression de mon extrême sympathie. »

Il paraît que, chaque fois, le directeur de la santé déchirait la lettre à belles dents, de rage. Que faire contre un général à « seize » étoiles ?

Un voyage de plus ou de moins n'entrait pas dans mon désir absolu à l'époque, mais cette année-là, le voyage passait par le Japon, près d'une semaine, et pendant que les élèves visiteraient les aéroports, la base militaire de Gifu et les usines de Yokohama, je prendrais le Tokkaïdo, train TGV japonais récemment mis en service, et enfin je pourrais aller au célèbre temple Ninnaji de Kyoto !

Duron m'avait toujours dit : « Il y a deux endroits où aller pour sortir des documents extraordinaires que je traduirais le plus vite possible si quelqu'un allait me les chercher ! Moi je suis vieux et je n'ai pas le sou, il me reste quelques années à vivre, je veux faire ce cadeau aux acupuncteurs : Constantinople et Kyoto ! Ce sont le *Tanksuknameh* et le *I Shin Po* !

Le *Tanksuknameh* est un livre écrit en persan ancien, par un certain Fadlallah Hammadani, prénom Rachid, qui était allé en 1313 en Chine pour copier les grands textes chinois de Pienn Tsiao et Wang Chou Houo sur le diagnostic par la palpation des pouls au poignet. Le document est à Istanboul, dans la bibliothèque Süleyman (partie Sainte-Sophie).

Le *I Shin Po* est un texte chinois qui date de l'an 900 environ, écrit par le Japonais Tamba Yasuyori, et dont le texte intégral se trouve au temple Ninnaji, à Kyoto, gardé par des moines dont le plus courtois prend les Occidentaux pour des êtres plus affreux que des chiens enragés.

Duron ne demandait jamais grand-chose, mais quand il réclamait un service, l'objet de ses désirs ne se trouvait pas « juste à la porte à côté ».

Laville-Méry ne dormait plus depuis que Duron nous avait sorti cette nouvelle, pieusement cachée dans un coin de sa mémoire depuis de nombreuses années. Il désirait absolument mettre ces textes dans notre livre rouge en trois tomes, que l'on pouvait presque espérer être la nouvelle bible de l'acupuncture.

Faisant partie du trio des auteurs et me sentant le plus obscur, je me dis que c'était à moi d'apporter la pierre maîtresse qui ferait de moi un auteur à part entière. Le Japon était fort loin, le voyage de l'École de guerre avait lieu dans dix mois, je pouvais commencer par Istanbul, ce que je fis en ignorant qu'une telle démarche allait se heurter à un esprit que je ne connaissais pas et qui est la mentalité très particulière des Orientaux.

Après trois mois de recherches et de promesses de la part des attachés culturels de la « Sublime Porte », j'acquis la certitude qu'il fallait s'adresser à un médecin turc favorable à la médecine chinoise et qui me ferait l'honneur de faire une photocopie du document. Le professeur Tensu Güren, de l'université, me donna toutes les références et les adresses et sur mon plus beau papier de médecin à en-tête de l'armée de l'air, j'écrivis à un secrétaire du musée de Topkapi, par qui il fallait passer pour atteindre le secrétaire de la bibliothèque Süleyman qui, lui, connaissait le responsable de la partie Sainte-Sophie. Par le jeu subtil des salamalecs divers, des erreurs de frappe et des incidents postaux, je ne reçus jamais le document, mais j'appris par un de mes camarades « bien placé au ministère » que je ne devais rien attendre de Constantinople, car, depuis un an, la France livrait des armements à la Grèce... Cause rédhibitoire !

Cet ami, au contact des grands penseurs de la République, me consola en m'affirmant que, très bientôt, la France vendrait des avions à la Turquie, il serait alors possible, très probablement, d'aller chercher le fameux document au pays des belles mosquées.

Finalement, c'est un élève iranien, égaré à Lyon où il suivait les cours d'auriculothérapie du docteur Nogier, qui me rapporta un jour, triomphalement, une copie du *Tanksuknameh*, ouvrage très connu à Téhéran ! Ses frères lui en avaient adressé un exemplaire, et c'est avec un plaisir sans précédent que je le montrai à un Iranien de Paris pour qu'il me le traduise.

Le sujet du shah de Perse regarda le document, hocha la tête et me déclara que, dès le lendemain, il pourrait me dicter le texte complet, il ajouta qu'à première vue cela ne posait aucun problème.

On imagine mon impatience d'amener bientôt à mes deux co-auteurs un énorme paquet de feuilles relatant les moyens subtils de traiter les malades en Chine, à une époque où la France sortait tout juste du Moyen Âge ! L'Iranien, homme de parole, me remit sa traduction un mois après, disant que le mot « lendemain », en persan, devait être pris sous la forme « les lendemains qui chantent » ou encore « promesses sans lendemain », me faisant remarquer au passage qu'il connaissait bien la langue française alors que j'ignorais tout de l'iranien. Je le remerciai chaleureusement pour le prix forfaitaire qu'il me demandait, et je me mis à parcourir les feuillets, dont je vais me permettre de recopier ici quelques lignes. L'étonnement du lecteur ne sera rien à côté de celui de mes co-auteurs qui s'écroulèrent littéralement de rire après avoir pris connaissance du document qui commençait ainsi : « *Iao tien. Iué jo ki kou ti iao, iué fang hiun king ming wen seu ngan ngan, iun kung ko jang kouang pi seu piao, ko iu chang ia. Ko min siun té, i sin kiou tsou. Kiou tsou ki meu, ping tchang po sing...* »

Suivaient ainsi cinq cents pages de lignes serrées, tout à fait inutilisables, car ce pauvre idiot de Rachid Fadlallah Hammadani, en 1313, avait recopié le texte en phonétique au lieu de le traduire du chinois au persan ! Certes, le pauvre homme aurait peut-être eu du mal à trouver un

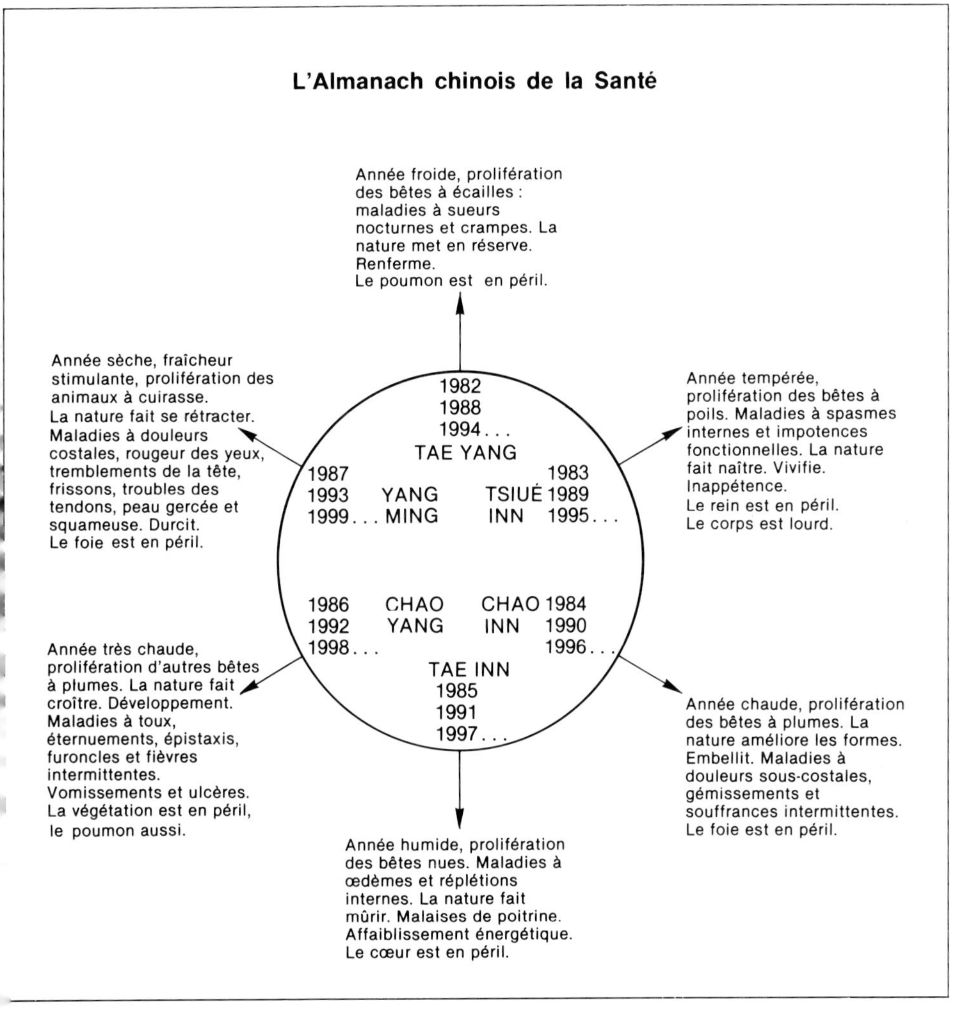

L'almanach chinois permet de prévoir (avec quelques corrections à apporter) les événements biologiques des cycles annuels. *(Schéma extrait de « Dictionnaire de médecine chinoise traditionnelle » par le Dr Borsarello, Éditions Masson, Paris, 1984.)*

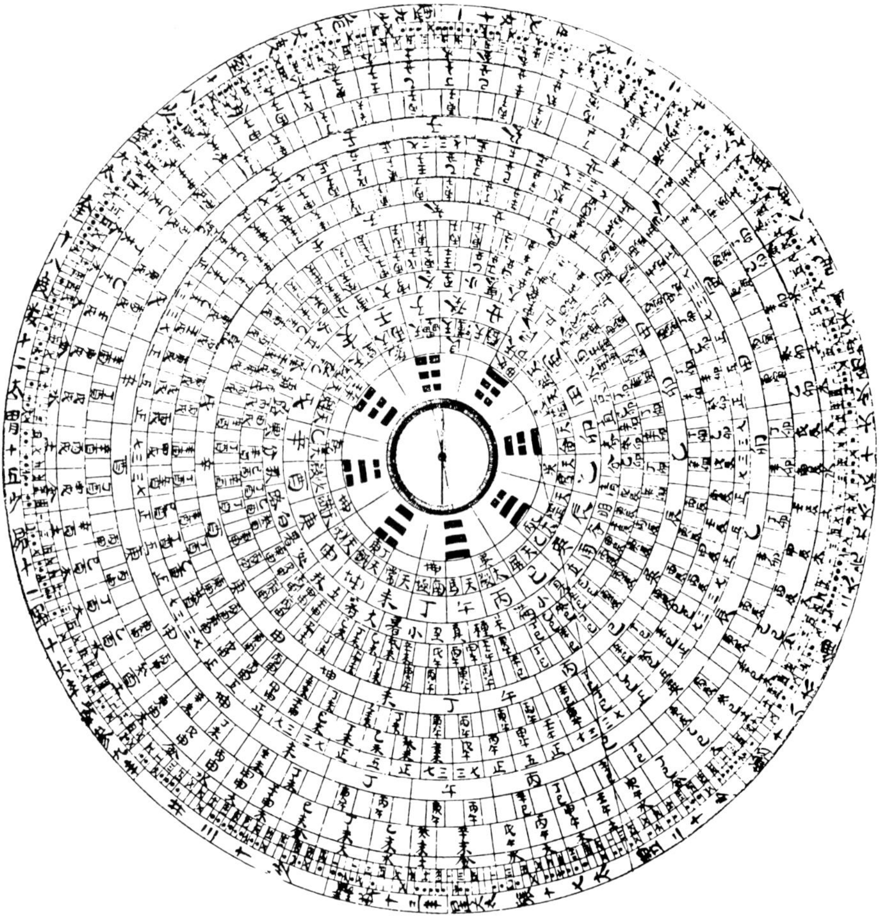

La boussole «géomantique» comprenait seize cercles concentriques avec tous les paramètres à intégrer pour découvrir le meilleur point à piquer. Pour la période du 1er millénaire, ce système a dû fonctionner car la variation du mouvement hélicoïdal solaire vers la planète Vega représentait une faible déviation. Les Chinois pensaient que le Soleil était fixe. Mais, depuis, les paramètres ont changé et la boussole géomantique est devenue fausse car en 2000 ans, le Soleil a parcouru un arc de cercle étendu. Personne n'a entamé la correction des paramètres et les fameux «points miracle» ne sont plus les mêmes qu'avant Jésus-Christ. *(D.R.)*

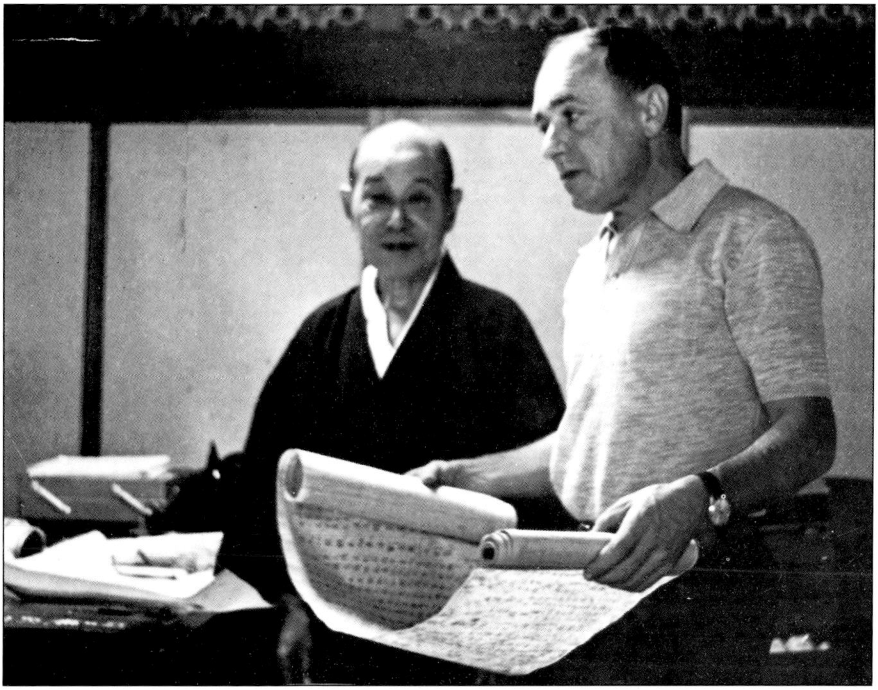

La découverte, à Kyoto, des textes anciens de *Tamba Yasuyori*, datant de 1200 ans, a permis d'approfondir les connaissances en médecine chinoise. *Ci-dessus :* le maître Nakamoto et le Dr Borsarello au temple Ninnaji à Kyoto, durant l'été 1972. *(D.R.)* *Ci-dessous : I Shin Po* (982-984), par Tamba Yasuyori, texte médical photographié par l'auteur au temple Ninnaji à Kyoto. *(D.R.)*

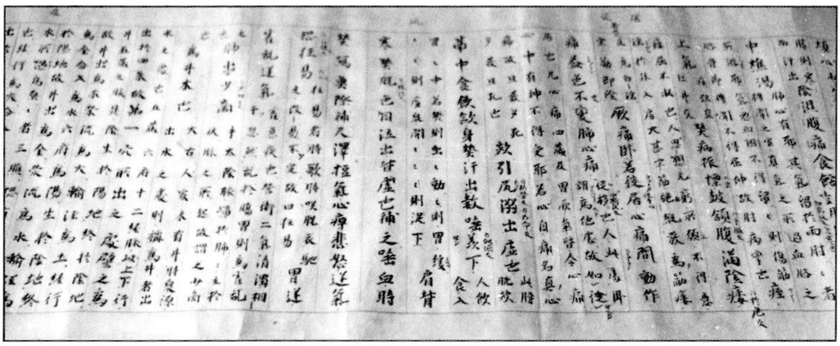

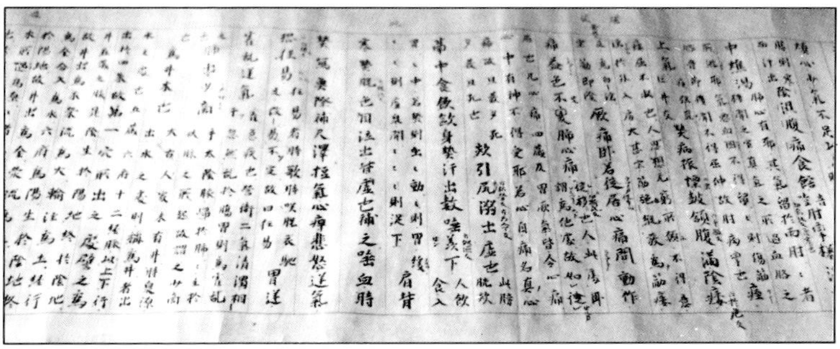

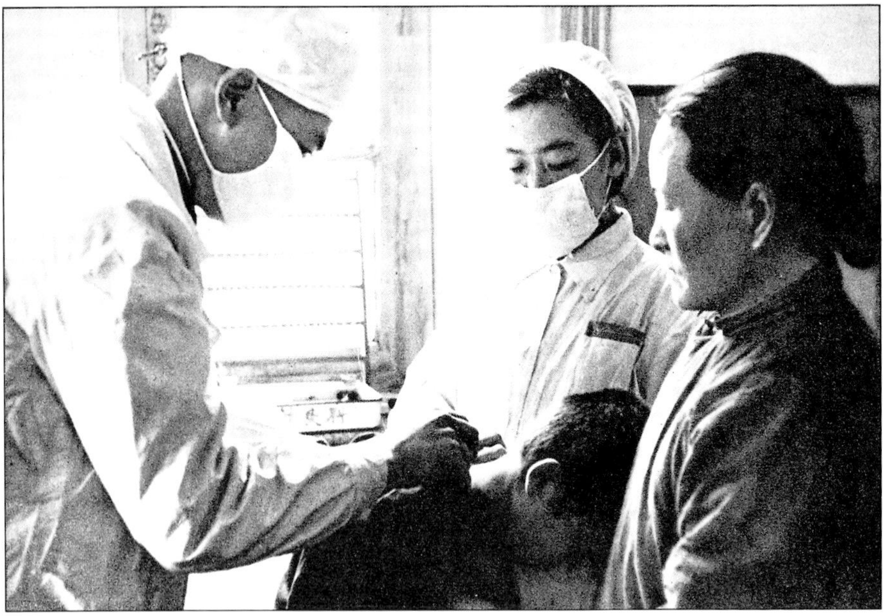

Pratique d'une séance d'acupuncture en Chine. *(D.R.)*

Les ventouses chinoises remplacent quelquefois l'implantation d'une aiguille. *(D.R.)*

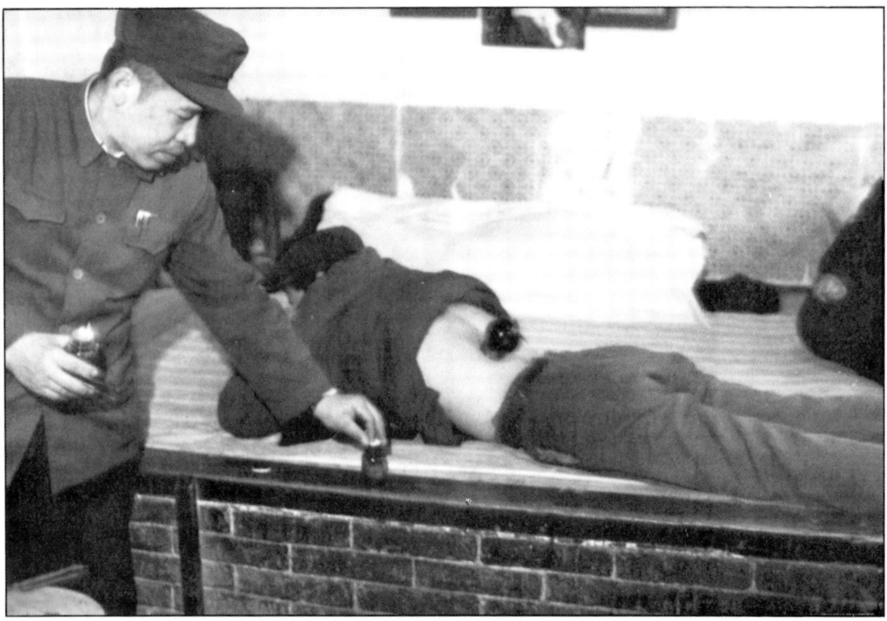

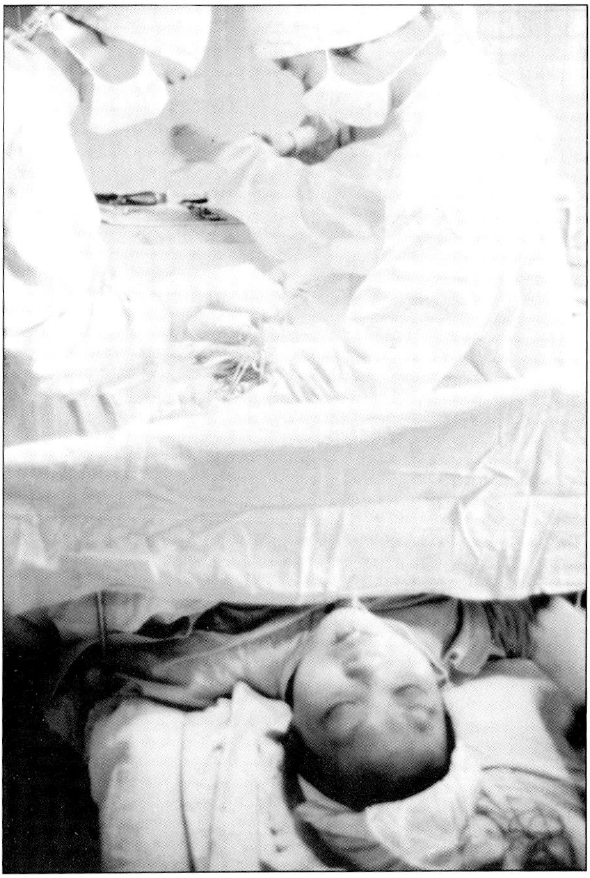

De nombreuses interventions chirurgicales ont été pratiquées en Chine, mais aussi en Europe, sous analgésie par acupuncture. *(Ph. Roche/Rapho.)*

Il arrive que l'implantation d'une aiguille doive être pratiquée obliquement par rapport à la peau. *(Photo extraite du film « Principes de l'acupuncture », de Michel Elbaz.)*

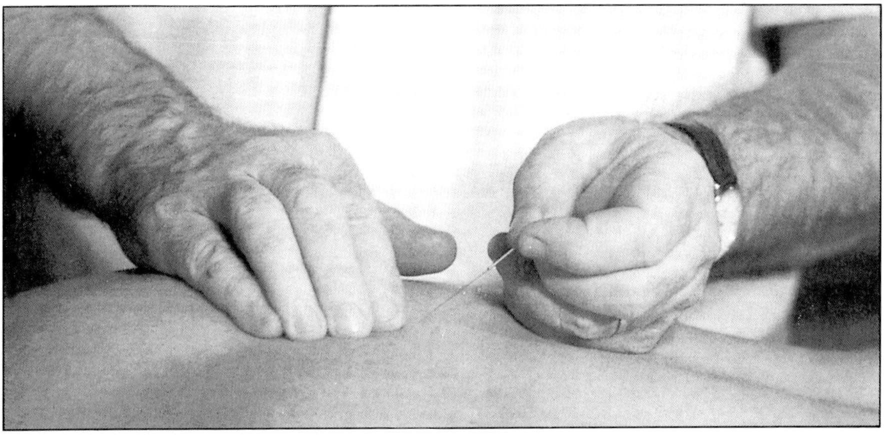

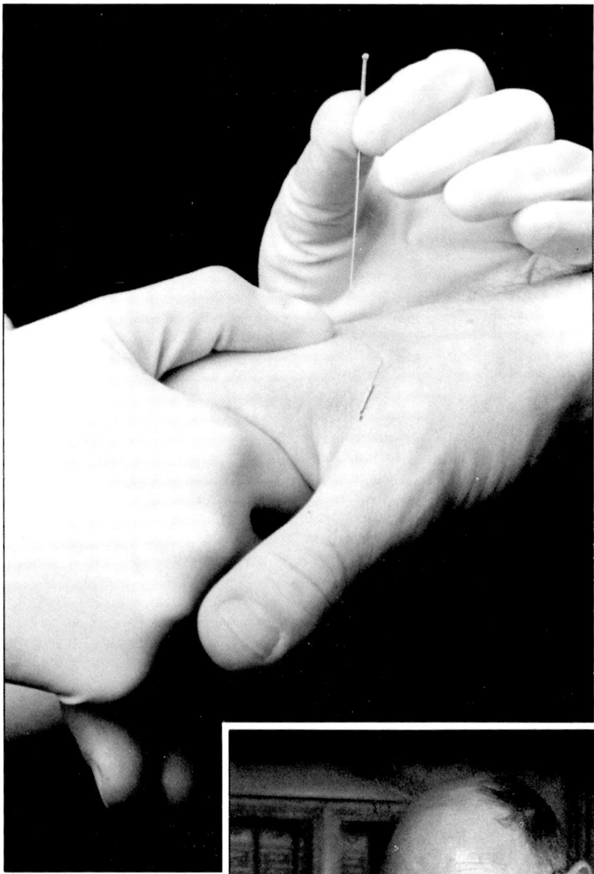

La piqûre du point doit se faire sur une zone douloureuse repérée au préalable par des pressions sur le voisinage du point. *(Ph. Goivaux/Rapho.)*

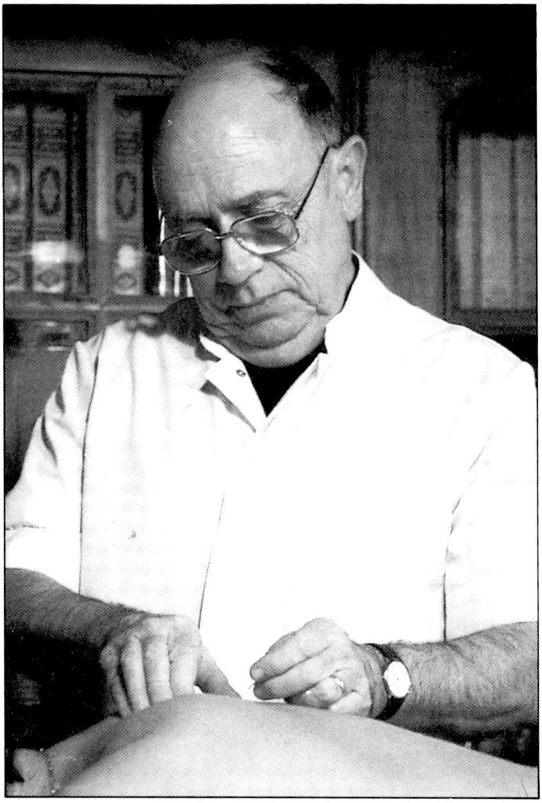

Le Dr Borsarello au cours d'une séance d'acupuncture. *(Photo extraite du film «Principes de l'acupuncture», de Michel Elbaz.)*

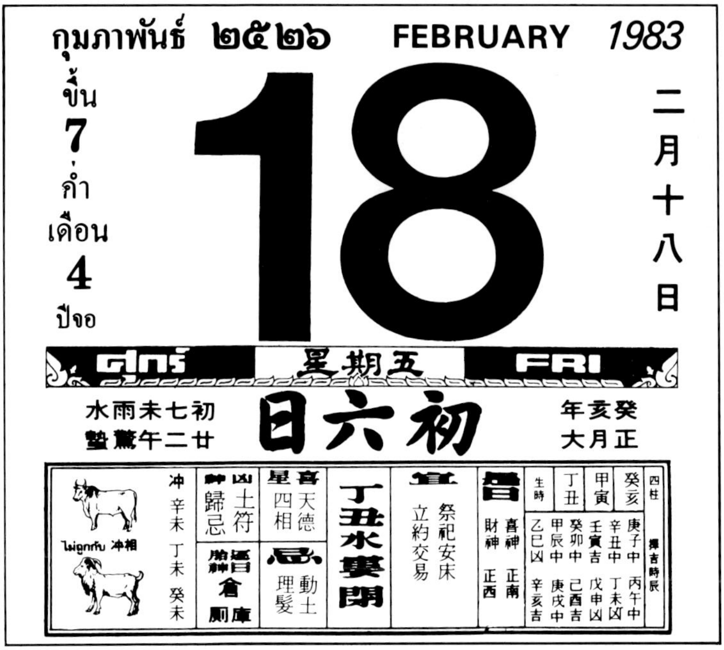

Exemples de calendriers médicaux chinois.
(Ph. M. Timon, Cercle sinologique de l'Ouest, Rennes.)

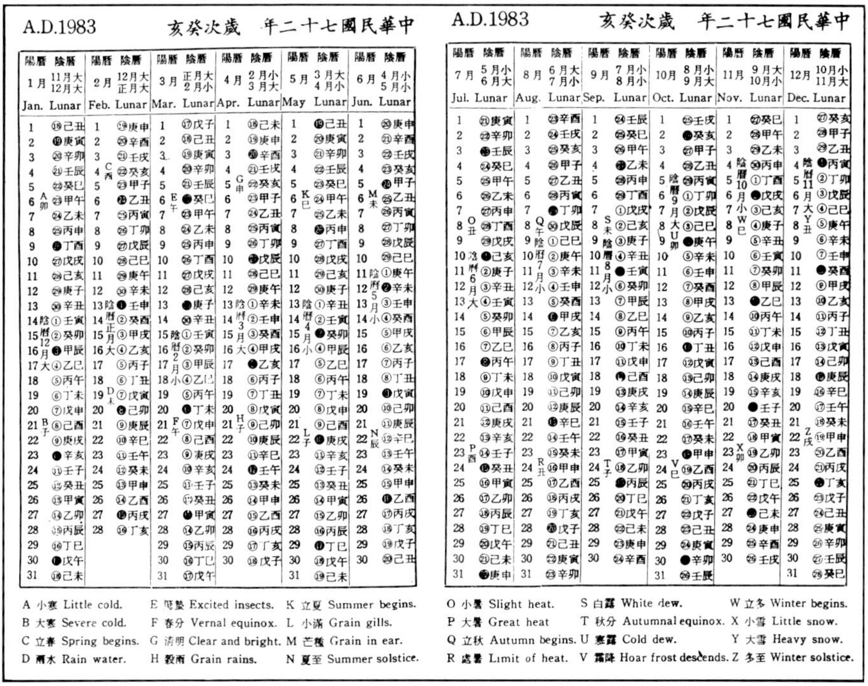

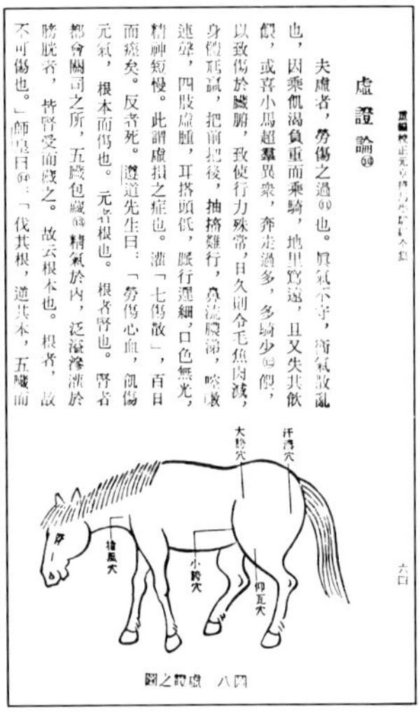

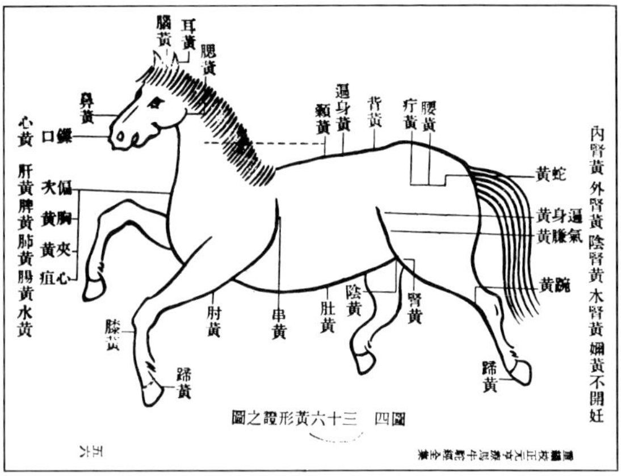

Planches d'acupuncture vétérinaire (cheval, buffle) datant de la dynastie Ming. *(D.R.)*

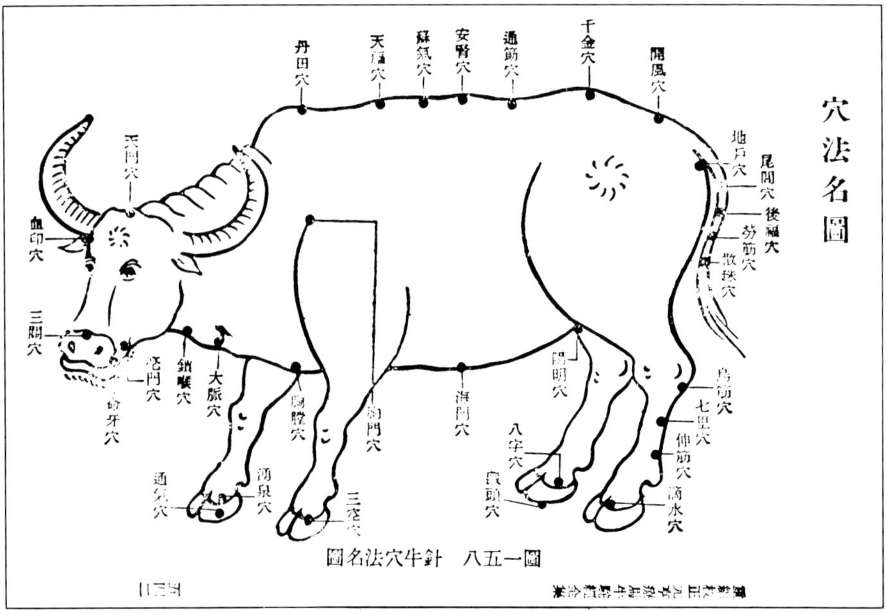

traducteur sur place, mais du chinois transposé en accent persan lu par des Français, cela relevait du tour de force ! On reconnaissait de temps en temps, dans le texte, des mots connus en acupuncture comme Shang yang, que le persan avait écrit Shah ann yang, ou taï chi, que Rachid entendait sous la forme de Tahé chü, mais de là à en tirer un ensemble cohérent !

Quand on pense que ce Persan stupide passa dix ans en Chine à recopier le *Traité des pouls* de Wang Chou Houo, lequel devait se retourner dans sa tombe, qu'il fut fait prisonnier des pirates sur son chemin pour rallier la Perse, protégeant de son mieux ce qu'il pensait être un trésor de médecine, on reste rêveur ! Quand on apprend qu'à son retour, on l'avait totalement oublié, ainsi que la mission dont il s'était chargé avec tant de vicissitudes, on est tenté d'éclater de rire !

Duron et Laville-Méry prirent, comme on pouvait s'y attendre, la chose « à la rigolade », disant que ce Rachid avait dû rencontrer en Chine quelque belle Chinoise habile en l'art de l'amour. Le scribe persan, en faisant durer la traduction pendant des années, se vautrait dans le bonheur pendant que son pays lointain se livrait à la guerre. Duron affirma que Rachid avait dû rentrer lorsque sa femme chinoise était devenue laide et hargneuse, comme le font généralement tous les hommes.

Quand je parlai de cette histoire à Ming Wong, un de nos grands spécialistes de littérature chinoise en France, il fut pris d'un véritable fou rire analogue à celui de mes co-auteurs ! Il possédait depuis longtemps le Wang Chou Houo, traduit en bon français par son équipe, et il avait bien l'intention de le publier un de ces jours ! « Je l'ai depuis neuf ans, me dit-il hilare. La documentation est la clé de la connaissance ! Il y a des gens qui se démènent pour aller au loin chercher des choses qu'ils ont à portée de la main, l'ennui, c'est qu'ils n'ont pas étudié la méthodologie générale. Il faut, en quelque sorte, se documenter sur la documentation ! »

Laville-Méry devait me raconter un peu plus tard que, lorsqu'il vivait à Hong Kong, dans son restaurant, il se présentait tous les matins en ce lieu où nul ne peut nous remplacer et qui représente un endroit où la méditation est de règle. Le papier, à l'époque, dans cette officine modeste, n'avait pas le moelleux et la couleur rose de nos rouleaux hygiéniques, mais pendait à un clou planté dans le mur, sous forme de pages de ce qui paraissait être un annuaire du téléphone. Comme tous ceux qui venaient par dizaines, Laville-Méry arrachait chaque jour quelques pages, et ce fut bien plus tard, quand il connut suffisamment d'idéogrammes chinois, qu'il se rendit compte que l'annuaire en question était un ouvrage fameux sur la diététique antique, remontant à plus de trois cents ans ! Lui qui cherchait dans les vieilles boutiques de Kowloon une brochure sur ce délicat problème de la nourriture chinoise, complément capital de la médecine de ce pays, il en fut tout à fait retourné mais pas tant que son patron restaurateur qui le vit dérober le papier des cabinets.

Un matin d'été, je m'envolai donc pour le tour du monde avec vingt-deux colonels de l'École supérieure de guerre de l'armée de l'air.

On nous avait donné à choisir entre un bel avion à réaction tout neuf et rapide, confortable et sûr, avec seulement le trajet Paris-New York-Seattle Boeing-Tokyo-Paris, et une véritable casserole à hélices vieux modèle, lent, au confort à l'échelle de ses moteurs, et dangereux comme un cobra volant. Tout le monde choisit le vieux coucou ! Ce détritus volant, en effet, du fait de sa vétusté, devait se poser un peu partout, pour faire le même trajet. Il avait l'avantage de coûter beaucoup moins cher et de consommer beaucoup moins de carburant, car neuf fois sur dix, deux moteurs sur quatre refusaient tout service en altitude. À la majorité absolue, les colonels choisirent le débris de l'aviation, car on serait obligé de faire Paris-Reykjavik-Thulé au Groenland, Anchorage-Adak dans les

Aléoutiennes, Tokyo-Kyoto-Hiroshima-Nagoya-Kobé, à nouveau les Aléoutiennes-Seattle Boeing-New York-Paris. Vingt jours de voyage au lieu de dix, des tas d'endroits pour faire des achats, des photos, de vraies vacances ! J'étais vert de peur !

Après quelques frayeurs, beaucoup de prières, quelques crispations du visage lorsque trois moteurs sur quatre s'arrêtèrent juste au-dessus des territoires désolés du nord du Groenland, on finit un jour par arriver à la base d'Elmendorf, Thulé, tout en haut de la carte du monde, pour visiter les gros radars de l'aigle américain qui surveillent toujours l'ours soviétique. Comme il ne faisait que — 15 degrés, avec de gros radars ne présentant pour moi qu'un intérêt très secondaire, j'allai au bar pour essayer ce mystérieux breuvage US, le bourbon, que je n'avais jamais goûté.

Le bar du mess était tenu par des Asiatiques aux pommettes si saillantes qu'on pouvait les prendre pour le résultat d'un traitement par la cortisone. Il s'agissait en réalité d'Esquimaux venant de tribus locales et devenus, hélas, des êtres tout à fait américanisés. L'un d'eux portait au cou un petit sac en plastique transparent, rempli de fines pointes d'ivoire ! Attirant son attention de la main, je lui demandais si ce qu'il portait au cou était un gri-gri (air bovin de l'Esquimau) ou un talisman (air encore plus bovin) mais, comme je prenais l'air dépité, il enleva son collier, ouvrit le sac et me montra les pointes, disant dans un anglais de cuisine : « *Ivory nails to sting your skin when headache* » (pointes d'ivoire pour piquer la peau quand mal à la tête). Je lui demandai alors ce que l'on piquait et il me montra des points sur la main et un point très connu en acupuncture entre les deux yeux.

On sait que, jadis, des milliers de Chinois persécutés ont traversé en hiver le détroit de Béring, à pied sec, et composèrent par la suite une grande partie des tribus indiennes du type Sioux ou Cheyennes. Une célèbre photographie prise à la fin du XIXe siècle montrait même la figure tatouée d'un chef sioux, où l'on pouvait reconnaître des lignes ressemblant fort aux méridiens chinois de l'acupuncture.

Cet Esquimau, hélas devenu barman d'un mess de l'US Air Force, vêtu d'une veste rouge à carreaux, n'avait plus de ses ancêtres que ce petit étui dont les aiguilles d'ivoire dataient peut-être de plusieurs siècles ! Quand je lui proposai de les acheter, il éclata de rire et se tapa le front avec l'index à petits coups répétés pour me faire sentir mon impudence.

4.

1972-1978

L'arrivée à Tokyo, de nuit et sous la pluie, sur la piste réservée aux casseroles volantes, dangereuses pour un aéroport moderne, faillit nous coûter la vie, car la tour de contrôle de Haneda oublia ce soir-là d'éclairer cette partie du terrain. Nous venions d'Adak, une de ces îles mortes du chapelet des Aléoutiennes, et il nous restait à peine dix minutes d'essence ! Le pilote criait dans sa radio que la mort nous guettait dans la nuit, à quoi un Japonais lui répondit, paraît-il, « le Sage ne meurt qu'une fois, le traître souffre mille morts », et ceci en ricanant. Mais saint Christophe, emporté probablement dans la valise du navigateur, veillait sur nous et notre DC 8 se posa bientôt, avec lourdeur, sur une piste pleine de trous et à peine éclairée. À bout de carburant, l'avion s'arrêta de rouler et dut, honte suprême, être remorqué jusqu'à la douane, où les petits militaires japonais nous regardèrent comme si nous sortions du passé dans un film de science-fiction !

L'hôtel New Japan nous attendait, avec son luxe ultramoderne, dénué de tout détail asiatique, mis à part les yeux bridés des employés anglophones. Nous étions attendus et au beau milieu du salon s'étalait une grande pancarte : « BIENVENU AUX ZAVIATEURS FRANÇAIS DE LA ROYAL AIR FORCE ».

Avec le décalage horaire, le moelleux des coussins et les chambres spacieuses comme des salles des pas perdus, tous les colonels de l'armée de l'air française sombrèrent vite dans un sommeil profond, sans doute peuplé de rêves de geishas aux manières précieuses.

Le lendemain matin, en ouvrant à demi la fenêtre automatique, j'eus la surprise de voir, à dix mètres de moi, un métro arrêté avec des gens qui me regardaient en riant alors que ma chambre se trouvait au troisième étage ! À Tokyo, les métros sont aériens, il ne leur manque que les ailes.

Pendant que l'École de guerre partait à Yokohama voir je ne sais quelle usine, je demandai au général si je pouvais aller visiter l'hôpital militaire alors que j'avais, en fait, l'intention de chercher le moyen le plus rapide d'aller à Kyoto, et surtout au temple Ninnaji pour y photographier le fameux manuscrit *I Shin Po*, de Tamba Yasuyori, datant de l'an 900 après Jésus-Christ. On me dit à la gare que le mieux était de prendre le TGV de l'époque, le Tokkaïdo, qui poussait des pointes de 260 kilomètres à l'heure ! Je laissai un mot à l'hôtel pour signaler à mes chefs que je les attendrais à Nara, car, dans l'armée, il faut toujours dire où l'on est, où l'on va, d'où l'on vient, et ce pourquoi on y va, c'est le seul moyen d'avoir la paix.

Le Tokkaïdo me surprit par sa vitesse, que j'oubliai vite pour faire des photos à travers les vitres, photos qui furent toutes floues, à cause de la rapidité, et sur laquelle le Fuji-Yama devait paraître démesurément étalé comme la cordillère des Andes.

Pour obtenir l'autorisation d'entrer au temple Ninnaji, j'avais contacté l'attaché militaire, l'attaché culturel de l'ambassade de France, l'attaché de l'ambassade du Japon, des amis japonais en France et des amis français au Japon. Mais j'ignorais totalement qu'il fallait l'autorisation du grand maître shintoïste du temple.

Quand j'y arrivai, le grand maître Nakamoto se tenait sur la porte, en haut des escaliers de bois du temple, entouré de jeunes disciples, tous vêtus en moines bruns, avec sur le visage, un grand sourire de commande. J'exhibai mes papiers et mes autorisations ; je portais l'uniforme militaire et je me penchais régulièrement en avant comme je l'avais vu faire au cinéma par le grand acteur Sesue Ayakawa dans *Port Arthur* (1934).

On m'invita à entrer après avoir ôté mes chaussures, ce qui donne à l'uniforme un aspect tout à fait ridicule : on me fit boire un litre de thé et on me sortit un gros livre rempli de caractères chinois, car on savait pourquoi je venais. Je reconnus aussitôt, grâce à ma modeste connaissance de quelques idéogrammes, qu'il s'agissait d'un livre n'ayant rien à voir avec l'acupuncture, puisqu'on venait de me sortir l'*Histoire de la Chine*, par un certain Kouo Chéou King (XIIIe siècle) qui s'intéressait surtout, je l'appris en rentrant en France, à l'astronomie. C'est un peu comme si vous alliez à l'Institut du monde arabe chercher le Coran, dûment mandaté par le grand mufti, et qu'un bibliothécaire vous amène *Tintin au pays des Pharaons*. Mais connaissant l'Asie et un peu les Japonais, je souris et fis semblant de feuilleter quelques instants avec intérêt les dernières pages du livre pour montrer que je savais que les anciens Chinois écrivaient de haut en bas et de droite à gauche. Les livres commencent donc à l'endroit où finissent les nôtres. Le maître Nakamoto cacha son dépit en tapant dans ses mains, ce qui déclencha l'arrivée d'un deuxième litre de thé, c'est-à-dire un litre chacun qu'il fallut boire illico, en même temps que le grand maître pour ne pas être impoli. Puis je restai immobile, à demi souriant, les yeux fixés sur le livre inutile, pendant que ma vessie commençait à donner des signes de surcharge évidents.

Devant mon silence, Nakamoto dit quelques mots à un des moinillons qui s'échappa avec mille courbettes, à reculons, et qui revint bientôt avec un autre livre, cette fois sur la médecine chinoise, mais du genre « l'acupuncture en dix leçons, avec force recettes », très connu, même en France, sous le nom de *Ta Tchreng*, ouvrage traduit par Soulié de Morant, et que tous les médecins français entre 1930 et 1960 avaient pris pour la bible de l'acupuncture. Je feuilletai à nouveau poliment, sans toucher un instant à mon appareil photo muni de son flash, avec l'air de grignoter discrètement les hors-d'œuvre en attendant le plat de résistance.

Un moinillon se présenta à nouveau avec un baril de thé, et je me dis, à cet instant, qu'il fallait absolument me retenir car les vessies japonaises devaient être identiques aux nôtres et qu'à un moment donné, le grand maître allait, tout comme moi, ressentir un besoin urgent ; une partie de bras de fer commençait, je ne voulais pas perdre la face, et mes bons moines non plus, l'honneur de l'armée de l'air était en jeu. J'oubliai que nous étions en Asie et que les gens de ce pays lisent sur vos visages ce que vous pensez ; ils durent comprendre que je ne céderais pas, qu'ils allaient se trouver les premiers à faire pipi par terre, et le maître me fit signe de suivre un moinillon qui me conduisit aux toilettes antiques du temple Ninnaji.

À mon retour, l'atmosphère avait changé, un moine poussait devant lui une grande caisse à roulettes remplie de rouleaux précieux, on m'en déroula un sous le nez et je pus lire *I Shin Po* ! Enfin, les horribles crabes venaient d'« amener leur pavillon », mais je continuais à me méfier et je fis semblant de lire le texte qui suivait en passant le doigt de bas en haut et de droite à gauche. Puis je me jetai à l'eau et dis, l'air grave : Tamba Yasuyori et, là, tout le monde salua, en souriant gentiment, car ils s'imaginaient maintenant que je savais lire le chinois, et paraissaient pleins d'admiration : un diable étranger qui connaît les manières, qui se retient de faire pipi, qui ne refuse pas les livres qu'on lui propose mais ne les ouvre pratiquement pas, attendant posément les suivants, sans considération du temps qui passe, sans dire un mot (et pour cause) et qui se met à lire le chinois sur le vrai livre qu'il est venu chercher de si loin, c'est une rareté.

On me déroula alors les longs chapitres, que je photographiais un par un, jusqu'à la dernière pellicule, je remerciais chaque fois avec un *Arigato gozaï mas*, ce qui laissait entendre que je parlais un peu le japonais. Comme dans ces pays on ne pose pas de questions, ce qui serait la dernière des impolitesses, je ne risquais pas grand-chose et quand un moine me montra du doigt, sans rien dire, mon insigne de médecin de l'armée de l'air sur ma veste, je crus bon de dire, comme si c'était tout naturel, *ô ichassa*, ce qui pourrait se traduire par « honorable docteur ». Dès lors, le climat s'améliora encore, on me parlait, on me montrait des parties du livre peut-être plus importantes, je ne comprenais pas un mot mais je laissais échapper de temps en temps un *à nô né*, c'est-à-dire « heu, heu, ah bon », qui confirmait tout le monde dans le fait que je devais être un fameux polyglotte.

Mais tout a une fin et je dus bientôt me retirer, car la nuit tombait et j'avais rendez-vous avec deux camarades de l'armée de l'air dans un hôtel typiquement japonais nommé « Le lieu de la douceur et du silence ». Je saluai bien bas à m'en fatiguer les lombaires en disant plusieurs fois *Konbanwa*, ce qui signifie « bonne nuit ». Le grand maître s'inclina et me dit alors : « *Good night, sir, so glad to have met you, have a nice trip in Japan* »... Le saligaud parlait anglais avec l'accent de Manchester !

On nous avait dit à Tokyo : de deux choses l'une, ou vous allez à l'hôtel à l'européenne, frigo, télé, dancing, radio-téléphone ; ou, alors, vous allez dans un hôtel typique. Comme on en avait assez des bifcteks-frites très amoureusement cuisinés au charbon par des gens désirant nous faire plaisir, nous fûmes trois à choisir l'hôtel japonais, assez loin du centre, sur la route de Nara, où nous devions tous nous retrouver le lendemain matin.

Mes pellicules bien à l'abri dans ma valise, imaginant la tête de mes maîtres français quand je leur montrerais, en 18 × 24, plus de cent rouleaux de papier de riz datant de l'an 900 et retraçant une grande partie de l'antique médecine chinoise traditionnelle, j'allai frapper à la porte de l'hôtel « Le lieu de la douceur et du silence », perdu dans une très belle forêt de pins. Après avoir frappé un bon quart d'heure avec un maillet sur l'endroit voulu, comme il se doit, la porte finit par tourner sur ses gonds et trois femmes en costume national se prosternèrent littéralement devant nous. Nous fîmes de même, ce qui déclencha le rire étouffé des laiderons mal habillés qui attendaient derrière, car nous devions avoir l'air gauche avec nos casquettes et nos valises. Nous apprîmes bien plus tard qu'on aurait dû tout simplement entrer, sans rien dire, le regard hautain, mais les pieds nus. Les laiderons se seraient emparés de nos valises avec respect, les petites dames nous auraient précédés en sautillant pour nous mener à nos chambres et tout se serait passé dans les règles.

Mal au fait des coutumes japonaises, nous sommes entrés avec nos chaussures, nos valises à la main, refusant de les confier aux filles, qui se vexèrent, ne comprenant pas que nous agissions ainsi par politesse, suivant nos coutumes occidentales.

Entrés dans nos chambres, nous en ressortîmes aussitôt pour voir celles des autres copains, car il nous semblait qu'il y avait erreur ! Imaginez un cube vide avec un plancher nu de vingt mètres carrés, sans rien, ni chaise, ni lit, ni quoi que ce soit, comme si des déménageurs discrets étaient venus vider l'hôtel, saisir le mobilier ! Un camarade parla du décor de Sartre pour *Les Mains sales*, l'autre parla de Kafka, quant à moi, je regardais les petites dames qui arrivaient en souriant pour nous attraper, nous déshabiller avec une dextérité de peleuses d'oignons, et nous pousser en slip vers une salle d'où sortait une vapeur à alimenter tous les saunas de la Finlande ; elles psalmodiaient tout en marchant, pieds nus, *ô fouro, ô fouro*, dont nous ne devions connaître le sens que le lendemain, « l'honorable bain, l'honorable bain ».

Un grand costaud nous souleva et nous mit chacun dans un énorme baquet de bois plein d'eau glacée pendant que, sous une espèce de cheminée, pendait un chaudron d'eau bouillante. Le costaud ressemblait à l'un de ces samouraïs de cinéma, le regard dur, les bras croisés, avec un costume matelassé comme les chevaux de corrida ; il ne lui manquait que le grand sabre ! Peut-être ayant appris que nous étions français, ces dames avaient-elles fait venir un protecteur contre des privautés que nous aurions pu nous permettre, grivois et gaulois selon la tradition. Pourtant, soumis à une succession de douches bouillantes et glacées, frottés et étrillés comme des chevaux de course, nous n'étions guère en position de gaudriole.

Puis ce fut le séchage, l'enveloppement dans des kimonos, et nous allions rejoindre nos chambres pour voir si le mobilier était revenu, quand le samouraï attrapa au passage l'un de nous trois, qui reniflait. Avant qu'il ait pu faire un mouvement, le géant japonais lui avait piqué deux longues aiguilles de chaque côté du nez, et une entre les deux sourcils. Notre copain maugréa qu'il aurait préféré des gouttes dans les narines. Mais, au lieu de nous laisser aller nous reposer après ce bain du diable, on nous conduisit dans une sorte de salle à manger au ras du sol dans laquelle plusieurs convives se trouvaient déjà attablés, tout le monde en kimono, parlant haut dans une cacophonie à la japonaise. Dans un coin, une sorte de geisha peinte à la chaux essayait de faire entendre ses glapissements prolongés accompagnés de pincements de corde de son instrument, que nous avions pris au départ pour des ressorts de sommier malmené.

Accroupis sur nos talons, seule façon d'accéder à la table, nous souffrions le martyre avec nos genoux pliés, nos pieds écrasés, notre dos courbé en deux pour se rapprocher le plus bas possible des bols pleins d'une soupe mystérieuse. Mes deux camarades, ignorants des manières de l'Asie, prirent leur bol à deux mains pour le vider pendant que je croyais faire mieux en me servant de mes baguettes.

Mais, de toutes façons, nous ne pouvions absorber la moitié des mets que l'on nous apportait, confondant les condiments, que nous avalions à part, et laissant de côté les plats, ce qui déclenchait des fous rires chez nos voisins. Notre camarade avait toujours ses aiguilles sur la figure et n'osait pas y toucher, j'avais fini par renverser ma soupe par terre, quant au troisième, il venait de boire un quart de litre d'huile sirupeuse en croyant qu'il s'agissait de bière japonaise, cela dans l'hilarité générale. Puis on vint enlever les aiguilles de notre ami et nous pûmes enfin regagner nos chambres.

Après un quart d'heure de recherches communes, nous découvrîmes une fente dans le plancher, sous le tapis, ce qui nous permit de soulever une sorte de trappe sous laquelle se cachait une fosse remplie de couettes mollasses, le lit ! Nous en prîmes possession chacun dans notre pièce avec l'impression de dormir dans un cercueil.

Le « Lieu de douceur et de silence » s'avéra un havre de paix toute la nuit malgré la minceur des cloisons de papier et notre sommeil ne fut troublé que par le souci de tous nos vêtements disparus depuis la veille. On nous les rendit le lendemain, brossés, repassés, chaussures cirées avec les cigarettes et les briquets dans un sac scellé à part, car le feu est l'ennemi des cloisons japonaises.

Le prix était effroyablement élevé pour les misères que nous avions subies et notre histoire fit rire nos collègues comme des bossus jusqu'à Nara.

De retour à Tokyo, je me devais d'aller à Odawara voir le grand maître de l'acupuncture japonaise, Yoshio Manaka, qui me reçut avec une grande courtoisie et me fit cadeau d'un de ses livres rédigé en anglais.

Il me montra son cabinet de consultation en m'affirmant qu'il fallait absolument transformer l'acupuncture et remplacer les aiguilles par des petites électrodes reliées à des fils eux-mêmes issus d'un « distributeur de courants modulés ». Il me fit voir une de ses malades, allongée sur un lit et littéralement prise dans une toile d'araignée de fils électriques, fils qui aboutissaient à de petites plaquettes collées sur des points chinois d'acupuncture. Manaka se mit devant un clavier et commença à pianoter, chaque touche envoyant plus ou moins de courant dans les zones à stimuler. Je croyais être entré dans le cénacle de l'acupuncture traditionnelle et millénaire, et je tombais dans un central téléphonique, doublé d'un clavier à commande digitale et affichage électronique !

Manaka était un homme charmant qui subissait le progrès foudroyant de son pays ; il me dit en me raccompagnant : « Ici, lorsqu'on plante des aiguilles, on vous traite de vieillard rétrograde. »

Après Kyoto et Nara, Nagoya et l'incontournable visite d'Hiroshima, notre vieil avion voulut bien nous ramener vers les États-Unis où nous devions visiter la grande usine de Boeing à Seattle ; notre arrivée déclencha un immense arrêt de travail, peut-être même le plus grand depuis la crise de 1929. Un avion Douglas antédiluvien qui se pose chez Boeing suscite une curiosité exceptionnelle et les autorités semblaient prêtes à nous acheter l'appareil pour le musée du Louvre local et nous en vendre un autre, mais de leur marque Boeing. On nous dit que nous ne devions pas tenter une deuxième fois la chance et que nous ne serions pas assez fous pour survoler les États-Unis puis l'Atlantique avec un clou pareil, mais notre général sourit en disant que la maison Douglas, concurrente majeure de Boeing, voulait prouver que leurs vieux clous vétustes et déglingués étaient immortels !

Revenu sain et sauf en France malgré les noirs augures de chez Boeing, je m'empressai de montrer à mes co-auteurs le trésor que je ramenais. Duron en fut blanc d'émotion et partit aussitôt sans même dire au revoir, oubliant que ce jour-là, nous avions rendez-vous pour continuer la rédaction du deuxième tome du « grand livre rouge ». « Vous allez voir, me dit Laville-Méry, il va partir trois mois dans son trou près de Collioures et traduire jour et nuit dans une passion déchaînée. Il ne fallait pas lui donner tout à la fois ; Duron est un enfant de soixante-dix ans devant une boîte de chocolats ; il ne s'arrêtera que lorsque la boîte sera vide. Par contre, il vous donnera un texte à insérer directement dans le livre, sans une retouche ! Allez, venez donc à Saint-Germain avec moi, je vous invite à la maison, on va faire une omelette aux truffes ! »

Je devais rencontrer quelques mois plus tard, au Congrès des acupuncteurs mondiaux à Paris, une dame assez extraordinaire, accompagnée d'un petit monsieur très handicapé. C'étaient des gens passionnés d'acupuncture, qui venaient de fonder, à Madrid, la première association espagnole de médecine chinoise. Ils m'invitèrent aussitôt à participer à leur première grande réunion à l'université, où l'acupuncture avait un mal fou à « percer ».

Quand j'arrivai à Madrid au train de dix heures du matin, je ne vis pas la personne qui devait venir me chercher et je pestais intérieurement, car mon cours prévu pour onze heures se présentait mal, n'ayant ni adresse ni numéro de téléphone. Vers midi, le petit docteur très handicapé arriva dans une voiture encore plus abîmée que lui et munie d'une foule de leviers qui palliaient l'insuffisance de longueur des jambes et des bras du pauvre homme. Il parlait dans un espagnol rapide et incompréhensible, freinant avec le coude droit, accélérant avec le coude gauche, klaxonnant avec le menton ; c'est moi qui passais les vitesses. Arrivés à la faculté, la salle était vide, midi sonnait à la grande horloge et je me sentais honteux et furieux. La dame espagnole arriva vers moi les bras ouverts, et elle m'enfouit un instant dans sa forte poitrine où je faillis étouffer dans un nuage de parfum. Il paraît que non seulement l'horaire ne comptait guère, mais que personne encore n'avait daigné se présenter à la conférence, sauf les membres de la grande association espagnole d'acupuncture, composée pour l'instant d'une présidente, d'un vice-président très handicapé, et d'un membre (mais, paraît-il, très assidu). Vers treize heures, pourtant, une petite foule de quarante personnes prenait place dans l'immense amphithéâtre de l'université, dont un médecin-major de l'armée américaine (on lui avait dit que j'étais *medical doctor of french Air Forces*, il venait de la base américaine installée non loin de là, depuis les accords de l'OTAN).

La présidente fit un discours, me couvrit de fleurs, déclara la réunion ouverte, et tout le monde applaudit ; quelques instants après, nous déjeunions dans un restaurant de la vieille ville, nous avions « travaillé » un quart d'heure, la présidente jugea que cela suffisait pour cette première journée, elle me laissa à l'hôtel et partit faire sa sieste en déclarant : « Cété zournée m'a épouisée. »

Les docteurs Lefèvre, Manaka et Hermida Barreira, invités eux aussi, connaissaient bien les traditions ibériques et ils n'arrivèrent que le lendemain, sans demander à personne de venir les chercher, car ils n'auraient jamais rallié l'université. C'est ainsi que je revoyais avec plaisir Yoshio Manaka, mon ami Lefèvre, Français résidant à Madrid, et un Sud-Américain, Hermida Barreira, de Montevideo, en Uruguay.

Le lendemain fut une journée de travail à peu près normale, à la faculté de médecine, car la réunion devait commencer à neuf heures, et vers midi, tout de même, plus de cent personnes, tous médecins et dentistes madrilènes, avaient pris place dans l'amphithéâtre ; la présidente exultait.

La journée d'études était consacrée à l'analgésie par simple acupuncture, façon de procéder qui étonnait le monde depuis que les Chinois avaient inauguré le système ! Stupéfait, l'Occident avait vu, à la télévision, dans des revues, sur des photos, des interventions chirurgicales de gravité moyenne avec, comme seul système d'analgésie (l'*analgésie* permet au malade de ne pas sentir la douleur mais il reste conscient ; dans l'*anesthésie*, le malade n'est plus conscient), des aiguilles plantées dans les extrémités des membres ou même dans le pavillon de l'oreille !

Il semblait nécessaire de tourner en permanence les aiguilles sur elles-mêmes ou de les stimuler avec un petit courant alternatif, ou des courants carrés (de courts arrêts entre le passage de l'électricité) et l'intervention se déroulait normalement. Pendant qu'on l'opérait, le malade parlait, dégustait quelques tranches d'orange, et, effet psychologique non obligatoire, il pouvait lire lui-même quelques passages importants du *Petit Livre rouge* de Mao tsé-toung !

En Europe et en Amérique, personne n'y croyait, on

parlait de tricherie, de prémédication cachée, d'application intempestive de masques anesthésiques du genre éther, et le pire des détracteurs fut certainement le docteur Rentchnik, de la revue suisse *Médecine et Hygiène* (qui devait continuer à douter même après avoir assisté à des interventions très surveillées en Europe).

De nombreux groupes se rendirent en Chine, firent des enquêtes, certains en profitèrent même pour subir des interventions avec ce type unique d'analgésie, et il fallut se rendre à l'évidence : l'analgésie par acupuncture existait et cela aurait dû représenter une bombe dans la chirurgie moderne !

Grâce à la présence, ce jour-là, à Madrid, de médecins très formés à ces disciplines d'analgésie, tels que Yoshio Manaka et Nguyen Van Nghi père, nous avons pu réaliser, devant un public médusé, des extractions dentaires, des ablations de kystes, et même le traitement d'un ongle incarné hyperalgique, grâce à quelques aiguilles d'acupuncture stimulées par un petit courant de pile de quatre volts gracieusement offert par le maître Manaka, très versé, comme on l'a vu, dans le domaine électrique.

Les gens se regardaient, extrêmement étonnés, car ils avaient eux-mêmes amené des malades pour être sûrs de l'absence de toute préparation préalable à base de médicaments calmants.

Seul le major américain de l'US Air Force n'y croyait pas et se disait que la supercherie était générale, avec lui seul comme cible de cette mascarade. Je lui dis qu'il était pire que saint Thomas, qui désirait voir la chose pour y croire, alors que lui avait vu et n'y croyait toujours pas. Je lui proposai alors de se laisser placer quelques aiguilles, une sur la main et une sur la joue, du côté droit, et d'accepter après quelques minutes de se laisser planter une grosse aiguille chirurgicale de la taille d'une alène de cordonnier, avec un chas, que l'on appelle aiguille à manche de Reverdin. On planterait en temps voulu ces aiguilles lourdes, deux ou trois, dans ses gencives. Il souffrirait un peu, bien sûr, après l'action analgésique, mais pendant une demi-heure au moins, il ne souffrirait pas. Les Américains, surtout les militaires, savent relever les défis, et après s'être assuré que les instruments étaient bien propres et stériles, il nous laissa faire.

Le procédé s'avéra efficace à cent pour cent et l'Américain alla même se montrer en riant, lèvres écartées pour bien mettre en évidence le phénomène, aux interprètes dans leur cabine ; une jeune Espagnole bilingue tomba d'ailleurs évanouie, on dut lui piquer sous le nez une petite aiguille pour la ranimer, ce fut le point d'orgue de la journée. La présidente en était rouge de plaisir.

Le lendemain, on vint nous interviewer, nous féliciter, nous photographier, et, le soir, nous nous sommes tous vus à la télévision, même le major américain transformé en éléphant avec ses deux grosses défenses en acier chromé. Le succès était complet.

Normalement, ce genre d'anesthésie aurait dû être répandu dans toutes les salles d'opération du monde, au moins pour les interventions de moyenne ou de petite importance. Comme d'habitude, les grands de la médecine affirmèrent qu'il s'agissait là d'un phénomène passionnant, plein d'avenir, d'une simplicité fabuleuse, à utiliser le plus vite possible, du fait de l'absence totale des inconvénients du réveil et des quelques troubles dus à l'anesthésie ! Puis, tout ce petit monde revint à l'anesthésie classique, avec des spécialistes rassurés, des fabricants de produits heureux de continuer à vendre des kilos et des litres de bons anesthésiques.

M. Rentchnik en profita pour écrire dans sa revue : « L'analgésie par acupuncture, c'est fini ! » Il devait d'ailleurs ajouter qu'il était allé en Chine et avait assisté à une analgésie de ce genre, pour l'ablation d'un poumon ; le malade, à un moment, « avait grimacé »... C'était bien la moindre des choses.

En rentrant en France, je m'intéressai un moment à l'accouchement sous acupuncture et procédai moi-même à quelques essais. Puis les élèves que j'avais formés dans cette orientation pratiquèrent près de quatre-vingts accouchements de ce type, permettant aux mères, dans la plupart des cas, de quitter la clinique ou l'hôpital deux ou trois heures après la naissance, « leur bébé sous le bras et la joie au cœur ».

Nous avions cru un instant qu'il suffisait d'apporter une nouveauté médicale opportune pour les mères, pour les dépenses médicales, et même, pourquoi pas, pour l'excès de travail des infirmières. Hélas, un directeur de clinique obstétricale dit à une de mes élèves, poliment, de ne plus se livrer à ce genre d'accouchement rapide dans son établissement, car la clinique était vide et il risquait la faillite. Quelques mères avaient même protesté, car on leur avait promis quelques jours de repos dans un bel endroit tout blanc, servies comme des princesses et avec des gens qui venaient, les bras chargés de cadeaux. Au lieu de cela, l'accouchement s'était passé vite (sans douleur, bien sûr, merci beaucoup, docteur) mais le lendemain, on avait retrouvé la maison, la vaisselle, le marché et la cuisine !

Déçu et un peu révolté, j'allai pleurer dans le giron du seul homme capable de me consoler avec la pensée chinoise qui l'habitait, le docteur Duron, rentré depuis peu de Collioures où il avait traduit en trois mois la partie du Tamba Yasuyori que j'avais rapporté de Kyoto. Il me dit : « Si vous aviez inventé un moteur qui marche avec de l'eau de mer à la place de l'essence, que pensez-vous de la réaction des magnats du pétrole ? Au mieux, on vous aurait acheté votre brevet très cher et on l'aurait "étouffé" ; au pire, on vous retrouvait dans un ruisseau avec un gros poignard planté entre les deux épaules... » Il n'en dit pas plus, à part un de ces proverbes chinois dont il avait le secret : « Si tu veux la paix, laisse dormir les choses qui dérangent les grands. »

Bientôt, on ne parla même plus de l'analgésie par acupuncture et malgré son immense valeur, personnellement, quand je vais chez mon dentiste pour une extraction dentaire, je me laisse faire une piqûre de novocaïne. Et, pourtant, mon dentiste, qui est un ami, est très intéressé par les médecines complémentaires et il accepterait qu'un tiers vienne me planter quelques aiguilles, mais nous sommes tous faits ainsi, habitués aux mille événements de routine, même s'ils entraînent une souffrance. Et les merveilles de ces vieilles thérapeutiques, même pour nous qui en sommes des admirateurs, ne parviennent pas à pénétrer tout à fait dans nos cerveaux formés à l'occidentale. On ne répétera jamais assez que Fleming avait vraiment découvert la pénicilline en 1931. Pendant les dix ans qui ont suivi, des millions de gens sont morts d'infections, et sans la guerre, il aurait peut-être fallu attendre quelques années supplémentaires.

Ce voyage à Madrid me fit rencontrer des personnes si motivées que je décidai d'ouvrir un cours de médecine chinoise en Espagne, mais ce projet tourna court en raison des conflits féroces qui éclatèrent entre la grande dame présidente et le monsieur handicapé à la voiture transformée. Il y eut des disputes fameuses, des envolées ibériques insultantes, des clans se formèrent, et bientôt il fut impossible de travailler. Aussi, je me tournai vers le Portugal, peuple calme, tout à fait vierge d'acupuncture, et en conséquence, sans risque apparent de révolutions, si ce n'est celle des Œillets, sans cadavres.

Quel bonheur d'arriver dans un pays où personne n'a encore entendu parler de médecine chinoise, à part les organisateurs et un guérisseur très connu qui vint me saluer le premier jour. Il avait annoncé sa venue et les élèves me dirent de le recevoir avec courtoisie et prudence ; très apprécié par les membres du gouvernement à qui il dispensait ses soins et prédisait l'évolution de leur carrière, il avait la malencontreuse idée de jeter des sorts aux médecins qui lui cherchaient des histoires. On me dit que sa réputation venait du fait qu'il avait prédit depuis près de dix ans un accident d'avion des TAP (Transportes

Aeres Portuguès), et quelques semaines avant mon arrivée, justement, un drame s'était produit, plus de cent personnes avaient péri dans une collision aérienne avec un appareil de transport portugais. Je fis remarquer aux élèves, avec mon stupide esprit cartésien, qu'avec dix décollages et dix atterrissages de vingt appareils par jour, seulement sur l'aéroport de Lisbonne, ce qui faisait sept mille trois cents mouvements annuels et soixante-treize mille en dix ans, la prévision s'avérait mollement extraordinaire. Les élèves se turent, leur visage fermé me fit mesurer mon erreur, j'oubliais que, dans ce pays, la magie et la voyance avaient une grande importance, tout comme en Espagne d'ailleurs. L'un d'eux, plus audacieux que les autres, me fit remarquer que l'acupuncture passait, au Portugal, pour quelque chose de bien plus ésotérique, que les médecins m'avaient fait venir pour cela, car, ajoutait-il : « Cette médecine chinoise est si mystérieuse et si éloignée de nos connaissances que les gens vont accourir pour se faire soigner. » Mais j'appris en même temps que les médecins de l'hôpital riaient à gorge déployée de cette intrusion magique chinoise dans la vie médicale portugaise ; je devais, quelques jours plus tard, leur faire une conférence sur ce sujet, qui les laissa pantois et aussi incrédules qu'auparavant.

Les élèves portugais, au nombre d'une trentaine, parlaient et comprenaient, d'après ce que l'on m'avait dit, la langue française, mais les questions que je posais obtenaient rarement de réponse, seulement de grands sourires d'amitié. On regardait les jolis dessins que je faisais au tableau, on enregistrait, micro au bout du bras tendu, tout ce que je disais, mais je me rendis bientôt compte que ces médecins fournissaient un effort immense pour assimiler deux choses à la fois, ce que j'expliquais d'abord, et la théorie chinoise ensuite.

Je me dis que le mieux était de procéder à des expériences pratiques pour que le côté purement clinique permette à ces élèves assidus et extrêmement gentils de profiter au mieux de mes leçons. Aussi demandai-je aux organisateurs d'amener des malades, présentant des symptômes simples, des affections de nature fonctionnelle, et sur lesquels l'acupuncture pourrait avoir un résultat rapide, ce qui encouragerait les praticiens à continuer leur étude et à devenir de bons acupuncteurs. On me promit de tous côtés que, dès le jour suivant, les patients viendraient et l'on me remercia chaleureusement pour cette initiative heureuse ; je semblais être un homme compréhensif, bon, coopérant, les lauriers de la gloire commençaient à s'accumuler sur ma tête, du moins je le croyais.

Lisbonne est, somme toute, une petite ville et, pour lancer le premier cours d'acupuncture au Portugal, les organisateurs avaient cru bon d'avertir la presse et la télévision, et je mis un point d'honneur à parler gravement, genre qui ne m'allait pas du tout. La présidente de la nouvelle association, bien moins expansive que celle du pays voisin, exposa en termes modestes et courtois la chance qu'elle avait de commencer à pratiquer l'acupuncture, grâce à ce monsieur de Paris qui voulait bien dispenser quelques leçons aux confrères portugais. À Madrid, la presse et la télévision s'étaient emparées de la nouvelle avec une véhémence toute latine ; ici on restait calme et vertueux, comme s'il s'agissait d'un événement banal, ce qu'il était d'ailleurs en réalité. Malgré cette prudence et cette diffusion détendue, dès le lendemain, dans les locaux où le cours devait avoir lieu, plus de trente personnes attendaient à l'entrée, public plutôt agité si l'on considère que deux malades devaient être maintenus par des parents, que trois enfants hurlaient dans les bras de leurs mères, et que trois jeunes mongoliens grattaient la terre avec une énergie farouche. On pouvait en voir d'autres, calmes et apeurés, dont l'un présentait une jambe bien plus courte que l'autre.

À proximité, dans un costume blanc immaculé, le cheveu et la moustache en bataille, s'affichait notre guérisseur national, venu, disait-il, constater les « miracles de l'acupuncture chinoise ». Je me sentis devenir lentement mais sûrement très nerveux et demandai, croyant faire preuve d'humour, à l'organisateur du cours en second, médecin à Porto, s'il n'avait pas pu trouver un épileptique en pleine crise ou une méningite purulente, un quadriplégique sourd-muet, mais ce charmant confrère me dit, sans sourire aucunement, qu'il fallait aujourd'hui commencer par des choses plus simples... et je savais qu'il ne plaisantait pas !

Je décidai de commencer par la petite fille qui avait une jambe plus courte que l'autre en espérant du fond du cœur qu'on allait m'expliquer qu'on m'amenait cette enfant pour une douleur quelconque, une sinusite, n'ayant rien à voir avec cette jambe atrophiée, qui n'était là que par coïncidence. Hélas, on me dit que la leçon d'avant-hier avait, semblait-il, beaucoup impressionné l'auditoire, surtout à propos de la « repousse » des membres atrophiés, expérience du professeur Becker, à l'université de Syracuse, aux États-Unis d'Amérique. Et l'on me mit mon propre cours sous le nez, le polycopié remis la veille, souligné en rouge !

J'avais effectivement, deux jours auparavant, parlé de ce chercheur américain que ses travaux sur les greffes avaient amené à mesurer les potentiels cutanés, en particulier sur les pattes des tritons, genre de lézards dont les membres ont la curieuse particularité de repousser quand on les coupe, ou si elles sont arrachées par un prédateur. Le professeur Becker s'était demandé pourquoi ces membres complexes se régénéraient ainsi, avec leurs muscles, leurs os et tout le matériel vasculo-nerveux, alors que ce phénomène ne se reproduisait habituellement pas chez les autres êtres vivants ! Car il ne s'agissait point là de queues, d'écailles ou d'ongles, mais de chair avec tous ses attributs. Il se mit alors à mesurer les micro-courants produits par le cerveau et leur cheminement sur la peau, s'apercevant bientôt que ces courants suivaient des trajets longitudinaux le long des membres. En observant ses dessins sur les pattes du triton, dans une publication qu'il fit, le docteur Cantoni et moi-même fûmes stupéfaits de voir que ces trajets ressemblaient beaucoup aux « méridiens » de l'acupuncture chinoise.

Ayant écrit au professeur Becker notre étonnement et notre désir de fouiller un peu plus loin cette question, nous reçûmes de lui une réponse dans laquelle, après avoir avoué son ignorance en matière d'acupuncture, il écrivait qu'il pensait qu'en agissant d'une certaine façon sur le système nerveux périphérique, on pouvait activer les régénérations de tissus, ce qui aiderait considérablement la prise solide des greffes cutanées !

Un an après, un article de Becker paru dans une revue médicale américaine déclarait que, non seulement les greffes semblaient améliorées, mais que les pattes coupées, chez des rats, semblaient se régénérer en partie ! Il s'agissait là, bien sûr, d'un tout début, mais les études anatomo-pathologiques étaient prometteuses. L'article se terminait sur une note optimiste : « Peut-on penser qu'un jour, lointain mais lumineux, nos savants pourront faire repousser les membres coupés ou atrophiés ? »

Il y eut plusieurs articles de ce genre dans les revues scientifiques des années soixante et la dernière expérience de Becker cherchait à savoir si, le triton choisi présentant une patte très déformée héréditairement, avec des doigts tordus, par exemple, depuis sa naissance, on pouvait espérer qu'en repoussant, après amputation chirurgicale du moignon déformé, la patte repousserait tout à fait normalement. Il n'en était rien, le membre se régénérait exactement comme il avait été observé avant l'amputation ! La « repousse » se faisait donc suivant un programme génétique, malheureusement faussé, un peu comme ces robots qui vont chaque fois écraser une pièce au lieu de la saisir délicatement !

Comment l'élève avait-il interprété mes paroles ? La langue que j'utilisais comportait-elle des idiomes dont la traduction se révélait à double sens ? Me serais-je laissé emporter sans le savoir par l'enthousiasme ?

Toujours est-il que j'avais sur les bras, ce matin-là, une brave dame qui me parlait en portugais, comme si j'étais tout à fait familier de cette langue, et me montrait, en joignant les mains de temps en temps, avec des larmes sur les joues, son enfant mutilée de naissance !

Dans son coin, le guérisseur, que j'aurais fichu dehors avec plaisir, souriait avec commisération ; je ne savais plus où me mettre ; je me mordais la langue de rage et fusillais du regard l'élève responsable de ce tragique quiproquo ! Lui souriait béatement, persuadé d'avoir participé à la promotion de l'acupuncture chinoise dans son pays. Je fis expliquer à la dame dépitée que le chercheur américain en était au début de ses travaux, je lui promis presque en jurant, la main droite levée, que si cette thérapeutique prenait corps, je la ferais prévenir le plus vite possible, et elle dut voir à mon air contrit que je compatissais. Alors elle m'embrassa sur les deux joues et il fallut que je mette mes deux mains sur la tête de l'enfant, en signe de bénédiction médicale. Elle partit en souriant, menant par la main son enfant clopinante ; je craignis pendant les huit jours suivants qu'elle ait mal interprété mes paroles, peut-être mal traduites par l'élève interprète et qu'elle vienne, munie d'un gros fusil de chasse, chargé à chevrotines, me reprocher le peu d'effet de ma bénédiction.

Hélas, avec le demi-paralysé, les mongoliens et l'agité maintenu par ses deux frères, je n'eus pas droit à la patiente résignation de la dame à la fillette. On me fit comprendre que je devais vraiment faire quelque chose, mettre une aiguille ou deux de-ci, de-là, sinon c'était l'effondrement total, l'assassinat, la mort dans l'œuf d'une technique prometteuse, bref, un scandale dont la presse s'emparerait à coup sûr. Bien sûr, demain on essaierait de trouver des malades plus abordables, il fallait pardonner aux élèves qui avaient cru bien faire ; que diable, on était au Portugal, pas à Paris ni même à Rome. À Lisbonne, on ne va pas voir le médecin pour une sinusite, une simple fracture, une banale sciatique, pour huit jours de diarrhée ou quarante de fièvre. Les gens sont durs au mal, on endure, on résiste, on est pauvre et les frais médicaux trop élevés, malgré la révolution des Œillets. Alors, quand un professeur arrive de Paris, il ne vient pas pour soigner des petites choses genre péritonite ou cécité, il vient pour faire mieux que le guérisseur qui est là, et qui rigole !

Je décidai de faire quelque chose, sinon je pouvais prendre l'avion le soir même, car le Portugal me serait fermé à jamais. J'approchai de l'agité tenu par les deux costauds et je montrai aux élèves les points que je piquais, leur expliquant qu'il s'agissait de points calmants. L'agité, se sentant agressé, prit peur et s'évanouit carrément sous la petite douleur des aiguilles et ses frères se signèrent religieusement, d'autant plus que leurs mains se trouvaient libérées. Les élèves virent dans ces gestes le summum du résultat médical et, peut-être après tout en était-ce un si l'on considère qu'un instant avant, l'homme devait être solidement tenu ! Toujours est-il que je recommandai à l'élève qui l'avait amené de continuer le traitement ; il se précipita sur le malade pour repérer l'emplacement des aiguilles, l'agité semblait somnolent et calmé, on l'emmena après m'avoir embrassé les mains ; le guérisseur ne riait plus.

Je fis dire aux mongoliens de revenir le lendemain, en espérant que d'ici là, je trouverais quelque chose à faire, une raison de les piquer en expliquant bien que je ne faisais que le début du traitement et que l'élève responsable le continuerait... pendant deux ou trois ans... ça lui « ferait les pieds », à ce traître.

L'affaire de la consultation d'acupuncture à Lisbonne, première manifestation médicale chinoise dans ce pays, aurait pu en rester là et se poursuivre avec des malades plus accessibles si un journaliste en quête de *scoop* n'avait pas bavé sur mon compte dans le journal le plus important de Lisbonne. Il m'accusait, d'une part, d'apporter dans la médecine paisible de ce pays le miroir aux alouettes d'une thérapeutique mal jugée par les grands médecins des universités de Lisbonne et de Coimbra réunies ; il me reprochait de ne pas établir par des preuves scientifiques évidentes l'authenticité de la méthode, d'autre part. Suivaient d'autres considérations désagréables du genre : « Ce docteur va-t-il se faire payer en escudos, monnaie sans valeur, ou va-t-il réclamer des dollars ? »

Je serais parti dès le lendemain si l'un des organisateurs, grand costaud connu pour ses colères, n'avait pas fait, de nuit, le trajet Lisbonne-Sintra pour aller carrément casser la figure du journaliste dans sa maison et lui demander un démenti formel. Le matin suivant, on pouvait lire dans le journal que, renseignements pris, ce médecin français avait la Légion d'honneur, et beaucoup d'autres décorations, médecin-colonel en retraite précoce, très connu en Europe pour ses cours, et qu'il n'avait rien à voir avec un autre, qui devait venir, mais qui ne le fit pas justement pour les raisons suivantes : il était mort et tant pis pour lui, car celui-là ne méritait pas le déplacement. On respira, le cours pouvait continuer.

Le dernier jour fut terrible, car j'avais décidé de faire passer un petit examen, réclamé par les organisateurs, pour sanctionner pieusement cette grande première et marquer d'une pierre blanche des journées d'études ayant provoqué de tels remous. On me demandait de faire un écrit, puis un oral, sur un tapis vert, avec de part et d'autre de mon auguste personne les organisateurs graves, sévères et endimanchés.

On m'expliqua ensuite que je devais signer pour chacun un petit papier, un rien, trois mots sur une page, histoire de prouver que l'élève avait bien suivi le cours et sué de grosses gouttes pendant ces deux semaines de *brain-storming* ! Dans mon esprit, lorsque trente personnes ont suivi un enseignement avec des fortunes diverses et que l'on vous demande un tel cérémonial auquel il ne manque que l'hymne national et la foule debout, grave et recueillie, c'est qu'il s'agit d'une épreuve sérieuse avec un nombre de reçus et un nombre de collés.

Connaissant les Latins, un peu les Maures, pas mal les Espagnols, beaucoup les Italiens mais très peu les Lusitaniens, je me surpris à demander aux organisateurs le niveau que je devais fixer pour le questionnaire, de façon à ne pas commettre d'impair et à ne pas passer pour trop sévère. On me répondit que le niveau des cours ayant été élevé, il fallait que le niveau des épreuves le soit aussi, le petit certificat de fin d'études modeste et dépouillé de dorures devant par la suite représenter quelque chose d'important pour les élèves portugais.

Jamais langue de bois, fût-elle soviétique, ne devait me frapper plus, et je me découvris, dès le soir des épreuves, soumis à des pressions que je ne soupçonnais guère ! Je compris que, là aussi, les chefs ne doivent jamais perdre la face et qu'un organisateur collé à l'examen serait la risée des membres de l'association, surtout si ceux-là se trouvaient reçus ! Ensuite, il y avait là la femme d'un futur ministre qui, une fois en place, pourrait faire beaucoup pour l'acupuncture naissante et fragile dans ce pays. Il y avait aussi ce vieux monsieur, médecin d'un lointain village du centre, dont la famille attendait le diplôme remis par des autorités de la capitale comme la sœur Anne sur son donjon. Et puis, il y en avait d'autres, dont un qui m'emmenait au cours tous les matins en voiture, « en faisant un grand crochet » pour m'éviter un trajet dans un autobus indigne de moi... Nous nagions en pleine concussion, bien sympathique mais insoupçonnée.

Le soir des résultats, je crus bon de marquer le coup quoique, pour rester sérieux, j'aurais dû coller tout le monde. Le vieux monsieur avait remis sa copie blanche, bien que l'épreuve se déroulât en portugais (on me traduirait après) et à l'oral, il répondit à mes questions en me disant qu'il avait tout compris (on me traduisait au fur et à mesure) mais il fallait qu'il révise encore un peu. Seuls deux ou trois candidats terminaient en principe avec la moyenne, mais la femme du futur ministre s'évanouit deux fois. Une Espagnole qui s'était momentanément expatriée pour suivre le cours m'affirma que son mari la tuerait si elle ne ramenait pas le diplôme. J'étais atterré pour la suite des événements.

Il fallut composer : ceux qui étaient collés devaient

repasser l'examen avec les organisateurs, à qui j'enverrai les questions dans une enveloppe scellée avec des tampons en cire rouge, une fois rentré à Paris. Cette manœuvre calma tout le monde. On remit le certificat modeste aux heureux élus, il faisait presque un mètre carré, papier parcheminé !

Le repas d'adieu fut formidable, ces gens-là étaient d'une bonté et d'une courtoisie jamais égalées. On se réunit le soir dans une auberge de fado avec une dame en noir qui rappelait Amalia Rodriguez, et qui nous fit verser des larmes dans notre soupe. Puis on alla dans une autre auberge pour danser, on me fit des cadeaux, et tout se termina au mieux.

Je devais me rendre cinq années de suite, l'été, au Portugal, et chaque fois, le nombre des élèves diminuait, car cette technique ne « prenait » pas, dénigrée par les uns, trop vantée par les autres.

À Pâques, j'allais généralement en Belgique tenir des séminaires d'une semaine ou deux devant un public d'une assiduité bien plus forte que dans les pays lointains où j'étais passé auparavant. Le cours commençait à huit heures le matin et les élèves, debout, m'attendaient et ne s'asseyaient que lorsque je leur faisais signe de le faire. Ils étaient nombreux et placés dans une grande salle séparée par une allée centrale, généralement les Flamands à droite et les Wallons à gauche, personne ne parlait, on aurait entendu battre les cœurs tellement l'attention était grande et l'enthousiasme puissant.

Là aussi, je devais m'y rendre souvent, pendant plusieurs années, et certains élèves continuent même à se perfectionner dans les quelques cours que je dispense encore, enchanté par l'accent si caractéristique qui ornemente les questions que les Belges posent au cours des conférences.

L'un d'eux, pratiquant déjà un peu la médecine chinoise avec, en plus, la diététique propre à ce genre de thérapeutique, m'invita un soir chez lui pour me montrer que toute sa famille trempait depuis longtemps dans une ambiance asiatique. Il me dit habiter à l'extérieur de Bruxelles, près d'un village que je ne connaissais pas, du nom de Braine-l'Alleud.

Au fur et à mesure que nous roulions, il me raconta son existence dans cette région si bien connue des Français, et avant que je puisse lui dire quoi que ce soit, nous arrivions à Waterloo ! J'ai toujours eu au cœur un certain sentiment pour Napoléon, une admiration sans bornes, sans doute excessive ; et quand je vis cette espèce de lion britannique pelé, en haut de sa pyramide, j'en ai voulu à ce brave élève de m'amener, tout en me parlant de soupe chinoise améliorée par ses soins, dans un endroit où je m'étais juré de ne jamais mettre les pieds.

Ce qui me consola beaucoup, c'est qu'à Waterloo personne ne parle des Anglais, on ignore même qui était Wellington, et les gens croient, pour la grande majorité, que c'est Napoléon qui a gagné la bataille. Tous les magasins portent son nom, « Hôtel Napoléon », « Maison Bonaparte », « Au Petit Caporal » et tous les objets portent son effigie ! Aussi les touristes étrangers s'imaginent-ils que Napoléon a été le héros de cette fabuleuse journée, au cours de laquelle, normalement, il devait gagner si ce n'est cet imbécile de Grouchy, d'un côté, et Ney de l'autre, qui ont fait basculer le destin.

Les braves gens du Montana ou de l'Oklahoma, en gens sensés qui voient l'effigie célèbre partout, ne peuvent, en effet, songer une seconde qu'un vaincu soit ainsi mis en exergue, d'autant que, dans les écoles américaines, l'histoire de France tient beaucoups moins de place que celle de l'Afrique du Sud.

Je trouvais les enfants de mon élève bien maigres, il me dit que la graisse était l'ennemie jurée du corps humain et me servit un bol de soupe en guise d'apéritif. Son épouse, diaphane, nous offrit un consommé aux carottes d'un bon demi-litre, tout à fait délicieux, puis ce fut un potage de raves en plat de résistance, excellent pour le rein, disait mon élève, le tout accompagné d'une eau de source d'une pureté exceptionnelle. Un grand bol de jus de légumes et de fruits frais clôtura ce repas écologique, entrecoupé de quelques visites aux toilettes, car on a beau dire, mais un rein satisfait sait faire des clins d'œil à la vessie, sa voisine, ce qui implique des séjours multiples où vous savez.

Comme je louchais vers un gros pain et du fromage mis sur une desserte pas loin de là, mon gentil élève me dit que, tous les matins, la famille ingurgitait un bol de lait, avec une tartine de pain enduite de fromage, dit fromage de Herve. Je regrettais beaucoup d'être encore loin du lever du soleil, mais quand j'expliquai que je voulais bien, le lendemain, dans mon hôtel, faire le même petit déjeuner écologique que cette famille admirable, on me fit un petit paquet bien clos que j'emportai avec moi en partant.

En rentrant dans ma chambre à une heure où tous les restaurants de Bruxelles sont fermés, je dévorai le morceau de pain mais ne pus toucher au fromage, dont l'odeur me surprit au point de me couper l'appétit pour plusieurs jours. Comment exprimer ce mélange d'odeurs fortes que l'on rencontrait encore dans les chambrées de militaires, au XIXe siècle, à une époque où l'infanterie représentait la reine des batailles, mais où le savon n'existait guère ? Seule la décence m'empêche de citer l'origine des autres odeurs, mais dans une chambre d'hôtel, on ne peut se débarrasser d'un morceau de fromage comme ça, en le mettant dans la corbeille à papiers. Je le mis donc dans ma sacoche, me jurant dès le lendemain de le jeter dans quelque terrain vague.

On s'habitue tellement aux odeurs, fussent-elles pestilentielles, que je dormis comme un ange, surtout grâce à une digestion rendue légère par le repas frugal de Waterloo.

Au matin, quand les deux femmes de chambre arrivèrent pour faire le lit, juste au moment où je partais faire mon cours, elles arrêtèrent brusquement leur progression et lâchèrent leurs ustensiles de ménage comme si elles venaient de voir s'animer la statue fameuse du Commandeur ! Elles se parlèrent un instant dans un flamand rugueux et aux accents brutaux de la Germanie de toujours, s'interrogeant ensuite du regard, comme si elles ne comprenaient rien à ce qui arrivait. L'une d'elles alla dans la salle de bains, puis vint vers moi en me regardant du haut en bas d'un air soupçonneux ; j'en étais fort gêné, je n'avais rien dérobé, mes parents, quoique modestes, m'avaient appris la politesse, et jamais je n'aurais utilisé le dessus-de-lit pour faire luire mes chaussures ou les rideaux pour m'essuyer les mains. Les femmes de chambre, comme si elles avaient pu lire dans mes pensées, me sourirent avec une certaine commisération et crurent bon de m'expliquer, en mauvais français, que, justement au rez-de-chaussée, depuis une semaine, ein gross professor de Paris faisait ein courss' d'akupunktur et que peut-être il accepterait de me soigner pour la mauvaise odeur, terrible émanation, épouvantable effluve que je répandais ! Je compris alors la raison de la révolte intérieure de ces braves Flamandes, gardiennes légendaires de la propreté, et me jurai dès le soir venu de me débarrasser de ce fromage de Herve, pourtant bien enveloppé et caché.

A la nuit tombée, comme il faisait très froid et que je ne voulais pas sortir, j'ouvris grand les fenêtres, attachai le malheureux fromage à une ficelle, et tels les chasseurs à la fronde de la forêt des Ardennes, je fis tournoyer plusieurs fois ce projectile empesté qui partit, loin, dans les faubourgs de Bruxelles, du quartier « Ma Campagne » qui changea probablement d'odeur, pour quelques jours, bien que, dans les fermes, on connaisse aussi le purin. Je laissai les fenêtres ouvertes et descendis à la bibliothèque jusqu'à deux heures du matin pour laisser le temps à ma chambre de se purifier ; en entrant, je faillis tourner de l'œil tellement il faisait froid, mais, apparemment, une fois le fromage de Herve disparu dans le lointain du plat pays, l'odeur devait s'être améliorée. En effet, le lendemain matin, les deux Flamandes entrèrent avec précaution, les doigts prêts à boucher éventuellement leur petit nez, mais elles sourirent très vite en hochant la tête avec satisfaction. Je m'entendis dire que j'étais un monsieur sérieux, élève probablement du grand professeur de Paris, et elles me félicitaient d'avoir si vite obtempéré « et fait soigner ». Elles ajoutèrent qu'elles allaient se renseigner sur le nom et l'adresse de ce professeur, dont elles admiraient la rapidité et l'efficacité des traitements, car elles avaient dans leur famille un grand-père qui puait des pieds « que c'en était une horreur » !

Ce cours à Bruxelles resta aussi dans ma mémoire pour une raison assez cocasse, car plusieurs nuits de suite, je me mis à entendre des voix !

Les leçons que je dispensais depuis plusieurs années passaient pour bonnes et je faisais mon possible pour que les élèves comprennent les arcanes difficiles de la médecine chinoise, aussi éloignées de notre science que notre pays de la Chine elle-même. Aussi je m'efforçais de bien expliquer, d'insister, de répéter, de dessiner au tableau, de donner des exemples, il s'agissait d'un travail très fatigant ; et je mettais ces voix, qui venaient apparemment de la cheminée de ma chambre, sur le compte d'un épuisement nerveux dont je n'avais jamais ressenti jusque-là les symptômes. La répétition de ces événements surnaturels risquait tout de même de perturber mon sommeil, car au bout de quelque temps, au lieu d'entendre vaguement quelqu'un parler, je crus reconnaître ma propre voix et, bien plus grave, mes propres paroles, mes expressions. Il fallait que je fasse quelque chose, le cas devenait grave.

Pour que je sois tranquille et que je puisse me reposer, justement, on m'avait donné « la chambre du bout ». En outre, je me trouvais seul à l'étage. Les élèves belges rentraient chez eux le soir, et seul un élève italien logeait deux étages au-dessous ! Je montais quelquefois dans ma chambre, après le repas, ou le soir après le dîner, pour prêter l'oreille ; les voix devaient dormir, car je n'entendais rien. Je dînais en bas, le soir, avec l'élève italien, et j'eus la surprise de m'apercevoir que, certaines fois, les voix se taisaient la nuit, justement les soirs où l'élève italien me faisait, avant de partir, le clin d'œil caractéristique qui signifiait : « Ce soir, je vais voir les filles dans les vitrines. » Mon diagnostic se dessinait à l'horizon, un rapport existait entre l'Italien au sang chaud qui allait dans les mauvais lieux et mes voix ; il suffisait d'observer et quelle ne fut pas ma surprise d'entendre les voix quand j'allai coller l'oreille à la porte de mon Italien, deux étages plus bas, un soir où l'élève n'était pas sorti courir le guilledou.

Il m'ouvrit la porte après que j'eus cogné assez fort pour qu'il se réveille, il était deux heures du matin et il me regarda comme si j'étais le commissaire de police venant l'arrêter. Je lui expliquai mon affaire et il me montra, devant la cheminée, un magnétophone, dont le haut-parleur était placé sous son oreiller, et qui fonctionnait toute la nuit, tout près de son oreille. Il me dit avoir ainsi appris le français, tout en dormant, selon les conseils d'un quelconque charlatan napolitain, lequel vendait des magnétophones spéciaux garantis sur facture !

Comme il parlait le français à peu près comme moi l'araméen, et que j'émis tout de suite quelques propos désagréables sur sa facilité à se faire rouler, le brave élève me dit qu'il mettait beaucoup d'espoir dans cet appareil, car, malheureusement, dans la journée, il ne comprenait absolument pas un mot de ce que je disais ! « Alour z'insisté, z'insisté, z'apprends par le cœur lé soir et la boîte elle mé lé répèté la nouit. » Par quel chemin, quelle tuyauterie secrète, quelle canalisation servant de caisse de résonance, mes voix passaient de la cassette jusqu'à mon lit, je ne le sus jamais, mais désormais j'eus la paix toutes les nuits. En effet, tous les soirs après le dîner, j'attrapais mon Italien qui s'apprêtait à partir voir les filles dans les vitrines, et je lui expliquais le cours en italien, langue que je parlais couramment ! Je ne sais pas si mon geste pédagogique fut apprécié vraiment tous les soirs, mais, enfin, il fit contre mauvaise fortune bon cœur et se résigna à la chasteté forcée.

Mes cours d'acupuncture à l'hôpital Saint-Luc à Lyon

s'étaient intégrés dans un système d'enseignement général sur les médecines complémentaires et tous les samedis, je me retrouvais devant un public d'élèves intéressés par l'acupuncture, que j'enseignais, mais aussi par l'homéopathie, l'auriculothérapie, et bien d'autres « sciences » encore envers lesquelles je ressentais, je dois le dire, une certaine gêne.

J'essayais au maximum de dispenser mes deux heures de cours de vingt et une à vingt-trois heures, mais bien souvent, les médecins conférenciers « débordaient » sans vergogne, emportés par leur enthousiasme. Cela ne me gênait guère, étant couche-tard de nature, avec des élèves motivés qui n'étaient point fâchés d'apprendre plus et d'aller au lit très tard, d'autant plus que le lendemain était un dimanche.

J'étais donc forcé d'entendre de bons morceaux extraordinaires sur les dermalgies réflexes de l'incomparable savant que fut le docteur Jarricot, hélas disparu ; j'assistais à la naissance de l'auriculothérapie, avec cet homme estimable et passionné qu'est depuis toujours notre grand Nogier ; puis l'homéopathie du meilleur homéopathe du monde, le célèbre Schmidt.

Mais il y avait aussi des médecins sincères, agréables, très passionnés, qui me faisaient peur, car ils allaient dans des directions lunaires, évanescentes pour ne pas dire extraterrestres, de la pure fiction ! Niboyet disait d'eux, avec son accent marseillais : « Ça y est, il est encore parti dans les alléluias ! »

L'un d'entre eux avait cru découvrir, au niveau des membres, un « battement » d'un rythme inconnu, qu'il appelait la « vibration des ventricules ». Il vous prenait les mains, il chantonnait et disait : « Vous vibrez selon le rythme du cha-cha-cha ! » L'autre vibrait comme le tango, la valse à trois temps, moi, c'était le tango chinois, ma spécialité d'acupuncteur, probablement. L'ennui résidait dans l'immense bonté et la grande sincérité de cet homme, qui inventa bientôt un appareil sonore pour envoyer, disait-il, des sons précis sur les points d'acupuncture. Pour les migraines, il envoyait un do majeur sur le quatrième point du méridien du gros intestin, le do dièse servait pour les constipations, et toute la gamme y passait. Que les vibrations agissent sur un point d'acupuncture, pourquoi pas ? Nous étions tous prêts à coopérer, à étudier en laboratoire, nous étions tout à fait en mesure de l'aider. Hélas, il crut qu'on en voulait à sa découverte et que nous risquions de la lui dérober ! « Un jour, disait le brave homme, je brancherai chaque touche du piano sur la totalité des points cutanés au moyen de petites électrodes maintenues par des sparadraps ! Et alors je jouerai des mélodies ; la *Tosca* pour l'énervement, *Paillasse* pour la dépression, la *Huitième* de Beethoven pour la diarrhée (ce n'était pas aimable pour le grand compositeur allemand) et *La Marseillaise* pour les impuissants. » Nous l'écoutions dans son débordement, car il avait peut-être finalement réinventé la musicothérapie des Chinois, mais sans le savoir, et il ne nous facilitait pas la tâche, avec lui tout devenait secret.

On lui demanda de soigner quelques malades et il le fit avec succès, surtout des enfants à l'esprit lent ou, au contraire, des enfants nerveux ; on ne sut jamais toutefois quel phénomène se trouvait à l'origine de ces améliorations indubitables ; il portait sur lui un carnet bien caché et manipulait son « injecteur de sons », un vibreur du genre transistor qui jouait finalement des notes inaudibles se répercutant sur un point cutané quelconque. Ou alors il utilisait des diapasons, qu'il posait sur la peau, avec des résultats très variables sur les migraines.

Quand je lui prêtai le cinquième tome des Mémoires de Seu Ma Tsienn, remarquablement bien traduit par Chavannes, inoubliable série de textes profonds et pleins d'enseignement sur la musicothérapie des Chinois, il me répondit que « cet Asiatique antédiluvien racontait des blagues » alors que je l'espérais déjà sur la voie de la découverte, Seu Ma Tsienn ayant ébauché fort bien, il y a des siècles, une musicothérapie passionnante.

Hélas, notre ami, un peu dérangé par l'âge, disparut avant d'avoir pu réaliser ses vœux ; avec lui, la musicothérapie naissante venait de s'écrouler, et ceux qui l'étudient de nos jours ont préféré repartir de zéro, avec une allure si lente que d'autres siècles passeront avant que cette thérapeutique très utilisée autrefois chez les malades psychiques soit enfin reconnue...

Un autre, et qui venait de loin, enseignait l'énergétique et parlait d'une énergie cosmique bénéfique, chose tout à fait admise, mais aussi d'une énergie « perverse » qui venait du même endroit, tout en haut dans le ciel, et selon une idée chinoise qu'il avait transformée.

Les Asiatiques pensent que les énergies solaires existent, que le vent, le froid et la chaleur sont des besoins précis des humains, et que le vent trop fort, le froid excessif, la chaleur extrême sont autant d'énergies perturbées et, par conséquent, nuisibles. Par le jeu subtil des petites aiguilles, on peut protéger le corps contre ces agressions, et l'on sait qu'il existe des moyens pour mieux résister au froid ou mieux supporter la chaleur ou la sécheresse et l'humidité.

Ce médecin, détournant la pensée chinoise une fois de plus, affirmait que les énergies « perverses » traitées par acupuncture et chassées du corps du malade pouvaient envahir le voisin ou même le praticien, dispensateur d'énergies favorables ! Il nous disait de nous écarter, de nous cacher derrière des cloisons, quand il ne nous mettait pas à la porte pour mieux nous protéger ! Quand on lui demandait où pouvaient partir ces énergies « maléfiques » ainsi privées de « corps récepteurs », il répondait toujours « chez les connards », ce qui nous paraissait insuffisant du point de vue scientifique.

« Vous allez, vous venez, vous traversez des zones chaudes ou des zones froides, disait ce brave confrère. Vous traversez les courants d'air, et puis vous venez vous plaindre, après cela, que vous avez un cancer, une hépatite, hein, vous voilà beaux, mes agneaux. » Il nous affirma qu'il portait toujours sur lui des milliers de petits aimants répartis dans ses vêtements « de surface », manteau, chapeau et parapluie, et des aiguilles d'acier aimanté avec support de cuivre. Au fond, il ne manquait pas de ferraille sur lui pour lutter contre les maléfices et nous ne nous moquions pas, car ce qui paraît stupide aujourd'hui peut être enseigné demain à l'Université. Nous étions seulement un peu dépassés par l'immense variété des suppositions de ces braves gens, ce foisonnement d'idées déroutantes sur lesquelles il faudrait pouvoir s'arrêter un instant pour pousser plus loin l'investigation ! Nous baignions dans un énorme chaudron empli de théories pour lesquelles les gens présents se disputaient, chacun affirmant que sa méthode enterrait littéralement celle du voisin haï.

Le pire en de telles circonstances, c'est que ces affrontements se déroulaient devant des centaines d'élèves respectueux, motivés, avides d'appliquer les conseils de leurs enseignants, et persuadés qu'en envoyant une lumière rouge ou verte entre les deux yeux, on « modifiait la teneur en acide désoxyribonucléique (ou ADN) des noyaux cellulaires de la circonvolution dite de Broca, encore nommée pariétale ascendante »... Quand on entend cela dans une réunion de médecins chargés de soigner des malades, on ressent quelquefois l'envie de se cacher sous la table et de disparaître dans un trou de souris.

J'ai entendu ainsi, mais ailleurs, dans un congrès sud-américain, en 1978, un éminent « chercheur », dont je tairai la nationalité, affirmer que l'aiguille d'acupuncture « captait dans la peau les courants potentiels de basses fréquences, décrits en URSS par Mlle Aladjalova, pour les dévier vers les zones cérébrales du genre thalamique *(sic)* dépourvues de ces courants ». En utilisant ainsi des termes savants ramassés çà et là dans la littérature scientifique pour les mêler aux termes chinois, cet individu passait (aux yeux des profanes) pour un grand seigneur de la science, allant jusqu'à distribuer des autographes !

Hélas, il y eut dans les rangs des élèves quelques scientifiques véritables horrifiés par les charlataneries de ce genre et qui furent à l'origine du discrédit de l'acupuncture dans nos pays.

Mais les cerveaux égarés et les mages ne se trouvaient pas toujours dans les rangs des enseignants, on les découvrait aussi parmi le public, en particulier des étrangers, venus Dieu sait d'où, et qui rêvaient de devenir, grâce à ces leçons, de grands professeurs dans leurs pays respectifs.

Le plus étrange que j'ai jamais connu fut un certain Kowalski — nous l'appellerons ainsi —, dont le passé semblait obscur, les titres mystérieux, et la prestance incontestable. Grand et fort, brun comme un Babylonien, avec un bouc qui le faisait ressembler à Italo Balbo, il sentait à la fois l'aventurier et le condottiere, et sa nullité en médecine n'avait d'égal que son culot monumental. On le disait espagnol, tchécoslovaque, il avait le geste large et onctueux, il respirait l'insolence et embaumait le « Chanel Monsieur ».

Parfois, en plein cours d'auriculothérapie de Nogier, d'acupuncture, de neurologie de Bourdiol, ou d'ostéopathie de Bassani, tous conférenciers de talent et scientifiques sérieux, un inconnu passait subrepticement un papier à Kowalski, facilement repérable dans la salle grâce à sa haute taille et ses costumes Burberry's. « Oh yé souis déssolé, cherrr mêtré, disait Kowalski, yé souis oblizé dé quitté lé cours pourquoi lé grand armator grec Stipanopoulos réclamé mé soins ! Il m'envoie son avion à l'aéroporté, zé né pouis réfousé. »

L'assemblée en bavait d'admiration, les femmes frissonnaient, et les conférenciers permettaient à Kowalski de « s'effacer discrètement », comme il le disait lui-même sans se rendre compte de la valeur réelle des mots.

On a longtemps cru que Kowalski jouait les divas, se faisait appeler en plein cours par pure paranoïa ou mégalomanie, ou encore pour s'échapper du cours et aller courir les filles ; il n'en était rien, Kowalski soignait les grands de ce monde et même un roi, un vrai roi, dont nous tairons le pays pour ne pas dévoiler sa crédulité. Nous en avons eu confirmation grâce à un médecin espagnol ami, le docteur Domingo, qui profita un jour de l'avion de

Stipanopoulos pour se rendre à Genève avec Kowalski. À l'aéroport, la Rolls de l'armateur célèbre attendait, scintillante au soleil, avec un chauffeur basané, respectueux mais distant, qui dit avec beaucoup de componction : « Nous sallons passèrr d'abord maisson car mon métré donné instrouctions sévèresss, après moi condouirre lé monsieur ami dé vous dans Zénève. » Domingo avait pu ainsi voir la « maison » du Grec, dont seule la grille n'était pas en or massif, paraît-il, pour ne pas tenter les voleurs suisses, pourtant très peu nombreux !

Quand on connaissait un peu Kowalski, on ne s'étonnait pas outre mesure de son emprise toute raspoutinienne sur les grands personnages, car ceux-ci n'ont pas toujours un esprit et un intellect à la hauteur de leur fortune ou de leur position. Le Grec fut, paraît-il, enchanté de se voir rudoyer quelque peu, piqué d'aiguilles par un monsieur aux ongles faits et au costume dernier cri ; il pensa qu'une telle suffisance et un tel raffinement impliquaient d'office la qualité, la compétence et, en conséquence, une réputation de grand guérisseur. Fut-il guéri, amélioré, raté ou exploité par le Mage venu de loin, on ne le saura jamais, car cet homme hautain et aux gestes calculés restait secret et muet, il envoyait un câble, en même temps que son avion et sa Rolls, et l'autre rappliquait comme un domestique.

Pour le roi, ce fut différent car Kowalski, paraît-il, intrigua en soignant des « proches de plus en plus rapprochés de la couronne » et fit savoir qu'il soignait justement Stipanopoulos, ami du roi. Le monarque, un soir de sciatique, sonna le guérisseur, qui accourut avec de nouvelles courbettes plus adaptées que celles destinées à un armateur hellène. Il se fit remettre des photos (« le roi et moi ») qu'il disposa dans son cabinet, et créa même « l'ordre de l'oreille d'or », sorte de souvenir personnalisé, qu'il offrit au roi, mais aussi à notre ami Nogier, stupéfait.

Au bout de quelques mois, on apprit par des journaux locaux que Kowalski « représentait une véritable sommité en matière d'auriculothérapie, d'acupuncture, d'homéopathie », et que d'ailleurs, on le réclamait en France tous les mois pour enseigner ces graves spécialités à l'hôpital français où Nogier était en train de devenir son meilleur élève... Le journal annonçait discrètement au pays que le roi, lui-même, faisait appel au « maître » depuis fort longtemps.

C'est le plus beau cas, après celui du moine ivrogne et sibérien, que j'ai connu en matière de charlatanisme, car nous connaissions tous, à Lyon et à Paris, le minuscule bagage, en matière de médecine, de Kowalski. Nous devions apprendre, après sa mort brutale, qu'il s'agissait d'un membre actif d'une « organisation », qu'il était interdit de séjour et qu'il n'était pas médecin. Mais quelle importance quand on a une telle personnalité.

Après de multiples conférences, quelques ouvrages publiés dans les grandes maisons d'éditions médicale et traduits en plusieurs langues, voici qu'un jour vous êtes invité dans les congrès lointains où les organisateurs désirent connaître le niveau des travaux et les résultats cliniques des acupuncteurs français.

En effet, si l'acupuncture a pénétré en Europe dès le XVIIIe siècle grâce à un Hollandais, c'est tout de même en France qu'elle a pris racine, que le tronc de cet arbre exotique a poussé et donné de belles branches, elles-mêmes fournies en bonnes feuilles bien vertes. On s'accorde à dire que c'est donc la France qui, tout au moins dans ce domaine précis, rayonne le plus dans le monde. Les Anglais boudent tout ce qui ne vient pas d'Angleterre, pour ne pas dire de Londres tout court, et l'acupuncture reste pour eux « *a gook plot* », un machin local, indigène, que n'importe quel cireur de chaussures de Thayer Street peut pratiquer après quelques leçons rapides dans le quartier chinois. C'est une médecine que les toubibs français ont eu l'impudence de hausser au niveau de thérapeutique européenne, ce qui montre bien l'état d'esprit pitoyable « de ces gens-là ».

Je me retrouvai donc un matin avec un billet de la Varig et après un voyage interminable, je débarquai épuisé sur l'aéroport d'un pays d'Amérique du Sud où se tenait le congrès latino-américain d'acupuncture chinoise !

La douane fut clémente à mon égard, me dit un des organisateurs désolé, car on me laissa mon slip et mon alliance, mais au bout de quelques minutes, le chef de la police arriva, suant comme un bœuf et la moustache en bataille, se confondant en excuses ! On venait de voir dans mes papiers, examinés à la loupe, que j'étais « *Medico coronel de la fuerzas aereas militares francès* », invité par « *el gobierno de la républica de...* », aussi était-on désolé de cette fouille furieuse par des basanés curieux et destructeurs.

« Vous comprenez, me dit le chef de la police, vous venez d'un pays communiste, socialiste, c'est-à-dire d'extrême gauche, mais un peu marxiste sur les bords depuis 1968, alors on se méfie. Mais si vous faites partie de la junte militaire, c'est différent, vous êtes seulement de gauche, pas extrême, alors qu'ici, on est de gauche plutôt orientée vers la droite. » Bref, on me rendit mes affaires et on me conseilla de mettre ma veste verte, trouvée dans ma valise, car « il y avait dessus la Légion d'honneur, rouge, et le rouge sur le vert, ça se voit bien, ici tout le monde connaît la Légion d'honneur, c'est un passeport prestigieux, vous ne serez ennuyé nulle part, on vous félicitera tous les dix mètres, n'oubliez pas, caballero, la veste verte ».

J'évitai de lui dire que, depuis feu Napoléon Bonaparte, hélas, la Légion d'honneur brillait sur les revers des vestes de chanteurs célèbres, de spécialistes du tag et du rap, mais je crois que si j'avais sorti de telles énormités, on ne m'aurait pas cru, et en riant, en montrant des dents blanches immaculées, on m'aurait fait remarquer que la France est aussi le pays de l'humour.

Mon hôtel, au bord de l'eau, datait de 1880, avec un confort parfait, un calme absolu, et des lampes en Gallé, dont la moindre valait une fortune. Le patron me dit que si je voulais tous les Gallé de l'hôtel (environ deux mille pièces) il me les donnait avec plaisir contre un lot de luminaires modernes ! Les meubles étaient tous de style

Boulle, les tableaux d'élèves flamands, les tapis minces et usés, de Tabriz ; si j'avais eu un cargo sous la main et de quoi l'affréter, je serais rentré milliardaire en faisant un directeur d'hôtel heureux.

Nos hôtes furent admirables d'attention et de gentillesse et le premier soir, on nous reçut dans leur maison ; j'appris que ce pays représentait un paradis terrestre, où le kilo de bœuf coûtait quarante centimes, car depuis quelques années, on n'exportait plus les bœufs et les troupeaux immenses végétaient. Hélas, le pain valait très cher, les légumes encore plus, et les gens ne mangeaient que de la viande. J'avais été surpris dans la journée de voir quatre-vingt-dix pour cent des habitants se promener avec une bouteille thermos sous le bras et une calebasse d'où sortait une pipette de métal ! On me dit que le maté ainsi bu en infusion toute la journée dissolvait les graisses et les protéines en excès de la viande consommée. Sans le maté, tout le monde serait mort depuis longtemps du « cholestérol mauvaisss ». Quel curieux pays !

Le matin de très bonne heure, encore déboussolé par le décalage horaire, j'allai me promener sur la place déserte, et je vis, loin sur ma gauche, une jeune personne assise sur sa serviette de bain. Avant que j'aie pu m'en apercevoir, un marin militaire armé, sorti Dieu sait d'où, me demanda mes papiers, prêt, semblait-il, à appeler des renforts dans son talkie-walkie. Comme je lui dis que j'étais médecin, français, invité, décoré (voir ma veste verte), « *acupunctador* » et congressiste, il sourit de toutes ses dents et décommanda aussitôt l'invincible armada qui ne manquerait pas, sans cela, d'intervenir en grand. Il m'expliqua que si je voulais me promener, et compte tenu du fait que la dame était à ma gauche, à au moins trois cents mètres, le mieux serait de me diriger à droite et de faire trempette à au moins trois cents mètres aussi, ce que je fis en pensant que, décidément, dans ce pays, la vertu des filles était bien gardée !

« Mais oui, me dit mon hôte, ici on a la paix, rien ne

bouge, on a un soldat dans chaque buisson, ça fait six ans qu'il n'y a pas eu de cambriolage, quant aux extrémistes, il y en a eu trois, deux morts de maladie et le troisième, encore en prison, qui écrit toutes les semaines à Amnesty International ; ici on est en démocratie, on met ses lettres à la poste, je peux vous le jurer, mais pour le timbre, ça alors, je ne sais pas, c'est son problème, à l'extrémiste, hein ! »

Le congrès se déroula dans une ambiance fraternelle et amicale, les applaudissements fusaient de toutes part quoi que l'on dise et quoi que l'on essaie de prouver. Vous étiez venu, vous étiez français, on avait vos livres, vous parliez si vous vouliez mais on savait déjà que vous aviez raison ; pas besoin de prouver, de démontrer avec des courbes, des photos, des abaques, on vous croyait. L'important, c'était la photo, les journaux, la presse, l'honneur, l'amitié franco-sud-américaine, Paris, Berlin et Tokyo régnaient ici en maîtres, avec von Leitner, Manaka, et même moi qui me trouvais, « en quelque sorte », ambassadeur de l'acupuncture française, la meilleure !

On m'arrêta plusieurs fois en ville, dans les magasins, pour me demander comment était Paris, la tour Trocadéro, l'allée Eiffel, la rue de l'Élysée, le tombeau du maréchal inconnu, l'arc-de-triomphe de Vincennes, le ménil montant, et le descendant qui menait au sacré cœur, en haut à Montmartre... C'était émouvant de gentillesse et je rencontrai au moins trente personnes par jour qui avaient eu un ancêtre dans la Grande Armée.

Quand on va en Amérique et que l'on dit être français, on vous compare à un Américain du Montana ou du Nord Dakota, provinces pauvres des États-Unis ; quand on va au Japon, on vous demande si la France est au-dessus ou au-dessous de l'Angleterre (toujours elle) sur la carte ; quant aux Chinois, ils ne savent même pas que la France existe et vous croient iranien ou turc. Alors, en me promenant dans ce beau pays si tranquille, sans guerre, sans grèves, sans métro, presque sans voitures (une maison vaut beaucoup moins cher), sans aucun bruit, sans politiciens qui se déchirent dans la petite lucarne tous les soirs, et sans pub pour le truc qui lave plus blanc, je me disais que ce serait bon de rester là, toujours, à manger du bœuf à cinquante centimes le kilo et à boire par-dessus des litres de maté.

L'ennui, pour nous autres, acupuncteurs, c'est qu'il n'y avait pas non plus de malades, alors, bien sûr, l'acupuncture...

5.

1978-1985

J'appris en rentrant de voyage, dans mon beau Paris tout pollué, que notre grand livre rouge venait de sortir, chez Maisonneuve à Metz ; j'en reçus avec mes coauteurs la première série, un véritable monument !

Duron et Laville-Méry en pleuraient de joie, car, pour la première fois, l'ensemble presque complet des données médicales chinoises s'y trouvait, bien présenté, avec des schémas en couleurs, des méridiens profonds, des systèmes de diagnostic et de traitement représentant six années de dictée, de traductions, de refonte, de brouillons perdus, de notes égarées puis retrouvées, de feuilles mal imprimées, d'engueulades immenses avec projections d'encre et de boules de papier dans tous les sens. Et, puis, de belles réconciliations autour d'une darne de saumon, d'un cassoulet mijoté par qui vous savez, de vin de Moselle amené par Maisonneuve, et, enfin, un jour, les trois gros tomes rouges diffusés, en principe, chez tous les libraires du pays. On peut dire « en principe », car quatre-vingts pour cent de ces libraires le refusèrent : des bêtes avaient craché leur venin ! Nous avions oublié que Laville-Méry n'était pas médecin et qu'il figurait en première page, à côté de son complice, moi en l'occurrence ! Le boycott s'imposait !

Quelle importance que les élèves reçoivent, enfin, les grandes notions de la médecine chinoise traditionnelle ? Quelle importance tout ce travail ? On avait accepté le travail de Soulié de Morant, consul de France... mais pas celui de Laville-Méry, ancien cuisinier, de Duron, le doux rêveur traducteur. Quant à moi, j'étais le traître !

Les livres n'eurent aucun succès, il y eut des milliers d'invendus, et Maisonneuve y laissa des plumes...

Le temps avait passé, charriant des brassées de souvenirs d'Indochine, d'Algérie, d'Afrique, des luttes et des réussites. Notre fils Nicolas venait de naître, il ne verrait jamais son papa en tenue militaire, car j'avais décidé d'ouvrir un cabinet d'acupuncture à Paris, autant dire que je me jetais à l'eau ! Je venais de quitter l'armée, après plus de vingt-cinq années de bons et loyaux services. Imaginez un poisson de mer qui entre dans un lac d'eau douce, comme l'étang de Berre de nos jours, pensez au jeune homme des *Illusions perdues*, au fiancé d'Eugénie Grandet, au guépard du zoo que l'on remet en liberté au Tanganyika et au phoque de Roscoff que l'on largue sur les rives du Groenland !

On les a placés dans cette nouvelle jungle, dans ces glaces, pour leur bien, c'est là qu'est leur avenir. On les assistait, on en faisait des clochards à la mode ; on en fait subitement des êtres libres, et pourtant le poisson, le phoque ou le guépard pleurent des larmes véritables, car l'avenir les fait trembler de peur, ils sont déracinés !

Je fus longtemps cette bête déçue, larguée dans la foule des malades inconnus alors que je ne soignais jusque-là que des amis, à qui je rendais service et qui me faisaient l'honneur de s'adresser à moi alors que, généralement, on s'éloigne plutôt des médecins militaires. Un général me dit même un jour que, dès qu'on plaçait derrière un mot le substantif « militaire », cela détruisait la valeur du mot dans de nombreux cas. Il citait ainsi musique militaire, intendance militaire et, bien sûr, médecine militaire ! Comme je continuais en disant stratégie militaire, discipline militaire et succès militaire, il se fâcha tout rouge et ne revint me voir que parce que j'étais le seul à lui régulariser ses feuilles de Sécurité sociale avec des ordonnances postdatées... pour qu'il soit remboursé ! Fallait-il que je sois bête !

Il ne faut pas croire à une lapalissade si j'affirme que la vie civile n'a rien de commun avec la vie militaire ; c'est un constat qui s'appuie sur une expérience vécue, bien autre chose qu'une simple phrase ambiguë.

La première différence que j'observai fut le changement d'attitude des amis que j'avais traités gratuitement pendant près de dix ans et qui auraient dû admettre la nécessité de payer, après tant d'années de soins gratuits. Ils vinrent une fois, réglèrent leur visite et je ne les revis jamais. On me dit par la suite qu'ils étaient persuadés que « l'amitié dépassait le cadre de la vie civile ».

Ce fut la première douche froide, mais point la dernière. Je découvris les charges, les taxes, les impôts, les cotisations, le conseil de l'ordre, le Syndicat des médecins acupuncteurs, l'Association de gestion agréée, les taxes, les loyers de cabinet, les transports en commun, les arrêts de travail, les formules de cure thermale, les mutuelles, les prises en charge, les conventionnés ou non, et ces assemblages de soucis nouveaux me firent regretter le douillet lit militaire. Je faillis prendre ma vraie retraite ! Heureusement, cette seconde fois, j'avais épousé un ange de patience et la reine du savoir, je lui confiai honteusement la pile de papiers et cela dure depuis vingt-trois ans.

Je pus alors me livrer à ma passion première : l'acupuncture chinoise. Il ne manquait plus que les patients, car, dans ce domaine, on ne dit pas *client*, ça ne se fait pas, ça fait avocat, coiffeur, alors que tous les médecins du monde se font payer, comme les coiffeurs et les avocats. Cela s'appelle de l'hypocrisie.

La clientèle ne mit pas un temps fou à venir, car les élèves qui suivaient mes cours, déjà installés en médecine générale ou en kinésithérapie, m'envoyèrent mes premiers patients. Certains me mirent à l'épreuve pour se rendre compte de l'efficacité de l'acupuncture, d'autres se débarrassaient des malades gênants, exubérants, exigeants, enfin, d'autres encore m'envoyèrent ceux que l'on appelle généralement les « moutons à cinq pattes ».

Ce furent des années difficiles à tout point de vue, car ma patience risquait à tout instant de craquer, et ma compétence était mise à l'épreuve d'une façon exagérée.

Le samedi, aux cours que je continuais à dispenser, les élèves attendaient de moi l'analyse précise des cas pathologiques qu'ils m'avaient adressés dans la semaine, cela après le cours bien sûr, lequel se terminait à minuit.

J'ai vu, autrefois, mon grand-père boulanger fatigué et hagard parce qu'il se levait à trois heures du matin pour faire du pain. Ma grand-mère exigeait de moi le silence absolu, et laisser tomber sur le sol un de mes petits soldats me valait une de ces taloches dont on se souvient encore cinquante ans après. Je pensais que ce grand-père faisait un travail épuisant et que Zola aurait dû en parler dans ses livres au lieu de décrire seulement les ouvriers ou les mineurs de fond.

En travaillant de neuf heures du matin à minuit presque tous les soirs, avec des journées difficiles et des soirées terribles, je gagnais certainement plus d'argent que mon grand-père, mais mes neurones risquaient des courts-circuits dangereux qu'aucun boulanger n'eut jamais à redouter !

Je regrettais alors amèrement de m'être laissé aller à apprendre la véritable médecine chinoise au lieu de me contenter de l'acupuncture symptomatique du *Ta Tchreng*, beau livre simple et épais où se trouvaient toutes les bonnes recettes du monde. Le malade serait arrivé en me disant : sinusite, sciatique, salpingite, et j'aurais alors ouvert mon lexique à la lettre S, découvrant une liste de dix points chinois à piquer, ce que j'aurais fait illico et sans histoires. Me disait-on : migraine, malaise, mauvaise haleine, et me revoilà parti à la lettre M, où m'apparaissaient dix ou quinze points chinois à stimuler, sans avoir à beaucoup réfléchir. Puis je les aurais laissés là, dans leur box respectif, pas plus de trois à la fois (sinon ça fait usine), et je serais venu les voir de temps en temps, jusqu'à la fin de la demi-heure. Alors, ils se seraient rhabillés et auraient réglé leur consultation à la secrétaire aimable et bien mise, qui n'aurait pas manqué de leur donner un rendez-vous pour la semaine suivante. Pas de neurones survoltés, pas de choix explosif, pas de palpations artérielles fines et prolongées, un simple effleurement sur les poignets, pour dire qu'on prend le pouls, et hop, on plante les aiguilles, on recommande le calme, et on passe au suivant. Cela s'appelle de l'aiguillothérapie, mais pas de l'acupuncture chinoise ; hélas, si les malades ne font pas la différence et certains praticiens non plus, il n'en reste pas moins vrai que l'aiguillothérapie n'existe en Chine que dans les petits villages isolés où les « médecins aux pieds nus », infirmiers supérieurs, font ce qu'ils peuvent, c'est-à-dire peu de chose, mais cela vaut mieux que rien.

Ce genre de praticien vous dira qu'il a de bons résultats, ce qui est vrai, mais au bout de dix séances environ, c'est-à-dire dix semaines. Si l'on considère qu'une sinusite ou une douleur de l'épaule guérit toute seule, sans soins, au bout de trois semaines au maximum, le nombre de guérisons en aiguillothérapie peut atteindre facilement quatre-vingt-dix pour cent. Si l'on veut admettre aussi que la plupart des malades sont très contents avec ce système et que l'on a vu des cabinets médicaux « tourner fort » pendant des années à raison de trente malades par jour, on est en droit de se demander pourquoi se fatiguer à faire de la « vraie » acupuncture chinoise ?

Sans vouloir jouer les Giotto, les Michel-Ange et les Utrillo, je fis comme on m'avait appris en farfouillant dans le passé du malade, en lui tirant la langue (la sienne) loin à l'extérieur, en lui prenant les pouls partout où battait une artère si petite soit-elle, en le fatiguant de questions et en calculant des tas de systèmes basés sur le chaud, le froid, l'heure et la saison...

Puis je plaçais cinq ou six aiguilles avec des gestes variés, les faisant aller et venir, les tournant sur elles-mêmes, les chauffant ou non à la flamme d'un briquet. Puis, je revenais repalper les pouls, essayant de percevoir le moindre changement de rythme, de « hauteur », de « grosseur », etc., avec des mines de chercheur d'or et l'œil du chien qui attend le su-sucre !

Quand le résultat était rapide, indiscutable, dès la première séance, le malade exultait mais pas autant que moi. Quelquefois, il me remerciait, je songeais que j'aurais pu lui demander des honoraires fabuleux, mais je ne le faisais pas. Alors il disait que le hasard me favorisait, que je faisais des expériences, qu'il me servait un peu de cobaye ! Il n'y avait qu'à voir mon air ! Je souriais, content, c'est donc que j'avais craint un instant d'échouer et quand je gagnais, je disais ouf, en souriant.

Quand je compris ce fond d'ingratitude qui habite certains patients, je me mis à travailler sans mot dire. Je calculais en silence, je ne montrais plus aucune mimique, je revenais palper les pouls comme par pure politesse, et quand l'amélioration se faisait sentir très vite, une douleur qui s'atténue, un symptôme qui disparaît, une brusque envie d'aller à la selle après trois jours de constipation, alors je m'étonnais, le sourcil levé avec l'air de dire au malade ravi : « Vous êtes venu pour cela, n'est-ce pas, alors ? » Et je prenais des honoraires élevés. Et l'on disait ensuite que j'étais cher mais efficace, sans se rendre compte qu'avec l'aiguillothérapie, sur dix séances, le prix aurait été bien plus fort !

Toutes ces questions d'argent me gênèrent beaucoup au début, habitué à ma bonne acupuncture de jadis, dans l'armée de l'air, où je « rendais service » aux amis et à leurs familles. C'est bien finalement grâce à eux que j'en étais arrivé là, grâce à leur peau mille fois piquée gauchement : ils m'avaient servi pour de bon de cobayes.

Arrivé « dans le civil », dès les premières consultations, quand on me demandait quels étaient mes honoraires, je répondais très vite (mais quand même très distinctement) et puis je plongeais derrière mon bureau pour y chercher quelque stylo à bille malencontreusement tombé par terre. Ou alors, je me mettais à feuilleter fébrilement mon agenda, ouvrais et fermais mes tiroirs, je n'étais pas à l'aise. La phrase de Céline me revenait toujours en tête en cet instant douloureux : « Si vous ne faites pas payer vos malades, vous passez pour un imbécile, et si vous les faites payer, vous êtes un domestique », et il n'y avait pas de juste milieu selon toute apparence.

Mais ce sont les malades eux-mêmes qui me firent passer cette maladie curieuse, en me disant, en arrivant, qu'ils revenaient tout juste des Bermudes où ils passaient généralement leurs vacances, ou en exhibant des manteaux de vison, des diamants et de gros rubis. Quelquefois, ceux-là trouvaient mes honoraires élevés et je leur donnais aussitôt l'adresse d'un élève moins cher ; bien vite, ils s'excusaient et revenaient me consulter. D'autres me disaient qu'ils n'iraient pas en vacances pour pouvoir me payer et cela me fendait le cœur ; je faisais des prix (j'ai dû me faire rouler plusieurs fois avec ce système) et puis je le regrettais.

J'ai tellement souffert d'avoir à régler ces problèmes d'argent qu'un jour, j'ai engagé une secrétaire dans le seul but de pouvoir dire aux malades : « Voyez la demoiselle, j'ai un autre malade qui m'attend. »

À partir de ce jour-là, j'ai été beaucoup plus heureux, car lorsqu'on a une secrétaire, déjà cela vous pose un médecin, cet homme savant qui ne dispense son temps qu'aux seuls malades et ne s'occupe jamais des billets de cent francs de la République. Pour peu que la secrétaire soit une femme de tête, qu'elle se fasse tirer l'oreille pour donner un rendez-vous, qu'elle fasse sentir au client sans dire un mot que son patron est le savant du siècle, le cœur le plus pur de Paris, la plus fine aiguille à dix arrondissements (à la ronde, bien entendu) et vous voilà l'homme le plus connu de France, pour ne pas dire d'Europe !

Nous avons déjà parlé de cette secrétaire fameuse qui passait devant la salle d'attente en criant, à la cantonade : « Est-ce que Mlle Brigitte Bardot est arrivée ? » Il y a dans ce métier quelques top-modèles qui vous remplissent les salles d'attente avec des riens, faisant fonctionner le bouche à oreille, comme un TGV médical, hélas il faut les payer très cher et je n'avais ni les moyens ni le désir d'une telle « propagande ».

Ma secrétaire mit au beau fixe pendant quelque temps mes neurones spécialisés dans le calcul complexe des points à piquer, ainsi que ceux réservés à la contenance à prendre devant les billets de banque. Hélas, la brave fille se mit en tête, croyant bien faire, d'accumuler des noms sur mon agenda, sans faire aucun tri entre ceux que je pouvais traiter par acupuncture et ceux qui, malheureusement, ne dépendaient plus que des pompes funèbres.

Certains venaient de loin, envoyés par des élèves de province qui se vantaient d'« avoir leur maître à Paris ». Les pauvres gens arrivaient, à bout de forces quelquefois, avec des diagnostics à faire trembler l'Obélisque de la Concorde, et je ne pouvais les renvoyer ainsi en disant « ce n'est pas de mon ressort, je regrette ». En ces instants, j'aurais bien jeté par la fenêtre la secrétaire, qui était sur place, et réveillé l'élève de province à trois heures du matin pour lui dire de ne plus m'envoyer des moutons à six pattes inguérissables !

Avec le temps, tout se tasse, le bouche à oreille fonctionne mieux ; les patients ne vous adressent plus que des cas semblables au leur, les élèves apprennent à soigner eux-mêmes les malades parce qu'ils en ont assez de vous faire gagner de l'argent, la secrétaire sait enfin qu'il faut refuser très poliment les cas pathologiques ne relevant point de l'acupuncture. C'est d'ailleurs à ce moment-là qu'elle vous quitte, car elle se marie, ou alors un collègue et néanmoins ami vous la pique en la payant plus cher, et vous décidez de vous en passer, car il faut au moins cinq ans pour en former une autre !

À ce stade, d'ailleurs, vous n'avez plus besoin de secrétaire, vous répondez vous-même au téléphone et vous parlez avec vos patients connus qui sont ravis de vous raconter qu'ils vont mieux, qu'ils vont plus mal, ou que rien n'a changé, ou encore qu'ils veulent un rendez-vous pour eux-mêmes, pour un parent, pour un ami. Quant à ceux que vous ne connaissez pas, vous faites leur connaissance, vous les questionnez, vous leur dites que leur cas dépend ou non de l'acupuncture. Si oui, ils sont ravis, si non, ils sont ravis aussi de ne pas se déplacer pour rien, et vous y gagnez en sérieux. Car si vous acceptez, c'est qu'il y a bon espoir et dans l'autre cas, on dira que « vous ne courez pas après le client », donc c'est que vous en avez trop et qu'en conséquence, vous avez une réputation, une compétence et beaucoup de sous (ce qui n'est pas obligatoirement vrai, en ce qui concerne les sous). Quand un patient est là, devant vous, et que le téléphone sonne, vous dites au correspondant de rappeler. Celui-là est ravi parce qu'il se dit que lorsqu'il sera là à son tour devant vous, vous ne le négligerez pas pour un autre. Quant à celui qui est là, il est content parce que l'autre, l'intrus, ne lui a pas pris ses minutes à lui ; finalement, tout le monde est fier, même vous, qui êtes satisfait que tout le monde, justement, soit enchanté.

Malheureusement, tout n'est pas toujours rose et je me souviens d'un malade très froid qui me dit au téléphone qu'il trouvait mes honoraires d'une hauteur intolérable. Il ajoutait qu'un pauvre se verrait privé de mes soins et que cette mesure le faisait bondir, car il n'était pas riche, étant inspecteur des impôts, et présentait justement une colite spasmodique due, plastronnait-il, à une consommation trop fréquente de vache enragée.

S'il avait été général de division, préfet de police ou le bras droit d'un grand homme de gauche, je n'aurais pas hésité à le rappeler à l'emploi des bonnes manières, mais dans la situation où il se trouvait — je ne parle pas de la colite —, on se méfie terriblement, même quand on ne fraude jamais le fisc, ce qui était mon cas, je le jurerais même sur la tête d'un grand homme de droite.

Dans ces cas-là, il faut raviver au téléphone les expressions de la vertu tout en gardant une dignité qui prête à rire à l'ordinaire. Je lui dis qu'avant de parler bassement de choses terrestres, ce qui avait le temps d'être abordé, il valait mieux me parler un instant de sa colite, que je rendais tout à fait responsable de son agressivité bien compréhensible. Le mieux était de passer me voir, que je ferais peut-être un geste heureux qui le soulagerait, à condition qu'il vienne de bonne heure le lendemain matin, un peu avant la première consultation, moment des urgences. Par un heureux effet du hasard, personne ne devait venir le lendemain matin, je pouvais lui donner la place. J'ajoutai au passage que je lui demandais désormais de se servir de mots aimables à mon égard, et je raccrochai sec.

Le bonhomme arriva à l'heure et se déculotta, ce qui change généralement l'attitude des coléreux ; je lui plantai quelques bonnes aiguilles et lui dis à la fin de la consultation que je le laissais juge de mes honoraires, « ce que je faisais toujours lorsque leur hauteur exagérée semblait disproportionnée avec les résultats ». Ce bonhomme est devenu presque un ami par la suite, car il m'avoua fort longtemps après que, bien souvent, une attaque directe sur un contribuable, fût-il grand spécialiste, désarçonnait les interlocuteurs. Ma « façon de faire » le persuada assez vite que je ne craignais pas un contrôle (ce en quoi il se trompait, même quand on n'a rien à se reprocher) et comme, en plus, sa colite s'en trouvait bien mieux, il admit mes honoraires que je n'avais pas baissés d'un liard.

J'eus ainsi en plus de trente années d'exercice de l'acupuncture des gens difficiles qui mirent ma patience à la limite de la résistance que je possédais.

Un élève de Lyon, à qui je n'avais fait que du bien, m'adressa un jour un géant assez âgé qui aurait fait pâlir de jalousie Schwarzenegger lui-même, ramené à côté de mon patient à un gnome rabougri. Il arriva avec un chien à sa taille et dont le moins qu'on puisse dire était que sa méchanceté ne faisait aucun doute, sale, bruyant, agité, tout comme le maître, bûcheron de son état, et qui se plaignait « de son sang qui se tournait en eau et de ses nerfs qui se croisaient sur l'estomac ». Son déshabillage ne fut pas rapide mais le tas de ses habits avec le chien assis dessus mettait l'animal à la hauteur de ma figure, et je me trouvais pour la deuxième fois de ma carrière confronté à une grosse bête de la race canine.

Celui-là avait une langue pendante de la taille d'une bonne tranche de jambon, entourée d'une batterie de crocs qui me rappelait *Les Dents de la mer* et *Le Chien des Baskerville* à la fois. Quand au maître, il me cachait en même temps la table d'examen et la fenêtre, il m'avoua peser deux cents kilos, moi j'aurais dit trois cents, mais il me dit aussi qu'il était (un peu) ballonné. Le chien ne dit rien quand je piquai le bûcheron, qui poussa un cri à réveiller le Jura, dont il était originaire, et l'animal parut même content (ce monsieur devait le battre, je le devinais) ; cette bête semblait rire intérieurement, par vengeance.

Comme je m'apprêtais à planter la deuxième aiguille, je m'aperçus avec horreur que je ne voyais plus la première, perdue dans une jungle de poils durs et de plis vallonnés. Mais cela n'était rien à côté des remarques agressives du patient qui pestait contre la douleur, sa position inconfortable, l'air du temps, le temps qui passait, « et son poids qui n'avait pas encore diminué depuis dix minutes qu'on le triturait ». Avec ce genre d'individus, les attitudes que l'on peut prendre, les circonlocutions habiles où se cache l'ironie, les réflexions sulfureuses même n'ont pas cours. Quant aux phrases directes, aux mots durs et crus, elles déclenchent vite un torrent en sens inverse où l'on se rend compte que l'on ne fait pas le poids.

Alors je piquai, pris le pouls, observai le chien impressionnant, et déclarai à haute voix que je laissais les aiguilles agir un moment et que je les retirerais dans un quart d'heure.

Un autre patient venait d'arriver, en avance, et je commençai à l'interroger d'une façon précise, car, s'il m'était connu, je devais tout de même lui poser une foule de questions. En médecine chinoise, le souci de connaître toujours mieux le patient, donc de l'interroger plus en profondeur augmente avec le nombre des séances, souvent très espacées.

Perdu dans mes calculs, comme d'habitude, sur le temps qui passe et le temps qu'il fait, les heures et les saisons, les organes en vide ou en plénitude, je ne sentis pas tout de suite la vibration, et le bruit qui venait d'à côté ; le malade me dit qu'il ignorait que le métro passait juste sous mon bureau au moment où le Concorde le survolait ! Cela faisait en effet une impression terrible, tout vibrait à la mesure d'infrasons tumultueux. Mon bûcheron monstrueux venait, en effet, de s'endormir sur sa table, les bras écartés et les jambes avec, bouche ouverte, bien étalé et détendu, ce qui le faisait paraître deux fois plus gros. Réveillé par le bruit, le chien était en train d'ingurgiter un mélange de coton et de papier en rouleaux imbibés de l'alcool d'une bouteille renversée et il paraissait ivre déjà, titubant, peut-être dangereux. J'eus beaucoup de mal à réveiller le bûcheron, à retirer les aiguilles, tout au moins celles que je retrouvais dans la broussaille, pendant que le chien, malade, hurlait à la mort, en grattant le mur de ses pattes. J'eus encore plus de mal à faire rhabiller le géant, que les vapeurs d'alcool avaient apparemment égayé, car il se trouvait déjà moins ballonné, « et bien pluss moinss gros », disait-il en cherchant un miroir du regard (il n'y en avait heureusement pas).

Une fois la porte de la petite pièce ouverte, le chien soûl se précipita dans le couloir avec le pantalon de son maître dans la gueule, bien décidé à ne pas le restituer. L'autre entièrement nu se mit à le poursuivre, en criant « Micro, Micro » (nom bien choisi, en effet !). Je ne savais plus que faire, car le prochain patient était une vieille bonne sœur et l'heure tournait aussi vite que le chien dans l'appartement.

Enfin, le géant rhabillé, content, sortit de sa poche un portefeuille, toujours à sa taille, grand comme un cartable d'écolier, et qui cracha brutalement un torrent de monnaie à faire pleurer un bedeau en pleine messe du dimanche. L'homme me remit des billets brunis par le temps et dont seule la taille me permit d'apprécier le montant, je devais par la suite avoir un mal fou à les refiler à un commerçant presbyte.

L'élève lyonnais, auteur de ce cadeau, me fit part de sa joie, car il avait pu récupérer quelques semaines après, dans la toison du bûcheron, cinq aiguilles égarées qui, heureusement, n'étaient pas en or. Le géant avait été très content de son voyage à Paris, mais, hélas, le chien s'était perdu dans le métro, à la gare de Lyon, le bûcheron me faisait dire de le garder si je le retrouvais, par hasard... au cours d'une promenade !

Ce sont des cas dont on se souvient longtemps, car ce genre d'incident peut se terminer très mal, comme cela est arrivé à l'un de nos éminents confrères, acupuncteur. Il venait de visser sa plaque, la peinture des murs de son cabinet n'était même pas sèche, quand il reçut son premier patient ; il avait passé vingt-cinq années en Afrique, « aux colonies » comme on disait, et son départ de l'armée datait à peine de trois mois. Il pratiquait l'acupuncture et l'homéopathie, et l'enthousiasme éclairait son visage. Le malade s'allongea sur la table d'examen qui sentait la moleskine neuve, notre ami prit le pouls et planta trois aiguilles judicieuses. Le patient lui sourit, puis eut un spasme, une grimace, et mourut sur-le-champ !

Quand on a bourlingué vingt-cinq ans en Afrique, en brousse, à la guerre, en Indochine et dans le djebel, on sait immédiatement si un homme est mort, évanoui ou simplement endormi. Notre camarade prit le téléphone, la police et les pompiers arrivèrent, la veuve et les enfants suivirent, les passants s'attroupèrent et il y eut un procès au cours duquel bien des méchancetés furent exprimées. Quelques semaines plus tard, l'acupuncteur malchanceux entrait à la Sécurité sociale de sa province natale, et s'il continua à épingler les gens, ce fut au sens figuré et sans aucun danger.

Il y a ainsi des personnes qui n'ont pas de chance et ont, pour un jour d'ouverture, le seul arrêt cardiaque impromptu du département, maladie qui ne peut être provoquée par trois aiguilles, surtout plantées sur les doigts de pieds !

Et pour clore ces réflexions sur les rares patients à problème que l'on peut quelquefois rencontrer dans les cabinets d'acupuncture, on peut citer le cas de Mme Durand, qui me consulta un matin pour un petit trouble banal, générateur, comme on va le voir, d'une réaction en chaîne voisine de celle qui fait généralement la joie exagérée des savants atomistes.

J'avais à l'époque une secrétaire qui adorait la lecture et s'estimait sous-payée ; quand les patients entraient, au lieu de les conduire aimablement à la salle d'attente, elle leur disait, sans lever les yeux de son volumineux bouquin : « Droit devant et à gauche, asseyez-vous et attendez », avec une voix de femme exténuée. La plupart des gens avançaient, tournaient à gauche, et lisaient sur la porte « salle d'attente » ; d'autres entraient dans les toilettes juste à côté, et ce jour-là, il y en eut une, ce fut la seule de l'année, qui tourna à gauche, mais bien plus loin, au fond du couloir, où se trouvait une pièce vide et inoccupée, dans le noir. C'était là que je mettais mon vélomoteur, ainsi qu'un grand mannequin sur lequel j'apprenais aux élèves à repérer les points d'acupuncture. Pour des raisons inconnues, quelqu'un avait jeté un drap de lit sur le mannequin allongé, sur une table d'examen qu'un ami devait m'acheter.

Quand la dame arriva dans cette pièce, elle tâtonna le long du mur pour donner de la lumière, vit la forme allongée sous le drap et poussa un cri à faire pâlir de jalousie un berger basque. Un peu honteuse de son laisser-aller, la secrétaire bondit vers le fond du couloir et percuta juste à l'angle la dame qui arrivait en sens inverse. Le choc eut pour effet de projeter en avant, par simple effet d'inertie, la perruque, les lunettes et l'appareil dentaire de la patiente et de l'autre côté, le lourd collier de ma secrétaire, dont une étoile à cinq branches alla se ficher dans le nez de la pauvre malade, qui poussa un autre cri, mais bien plus aigu, signe de grande douleur et non plus seulement de peur. Privée de ses dents, la dame montrait la salle du fond avec une main tendue et tremblante ; mais quand on parle sans ses dents, on éructe un charabia incompréhensible, rendu encore plus inaudible par le tremblement. La secrétaire, dont la bonne était portugaise, essayait de placer ce qu'elle savait de cette langue tout en extirpant l'étoile du nez de la pauvre femme, avec précaution, car il s'agissait d'un bijou de famille. Un malade, curieux, en caleçon et bardé d'aiguilles, était sorti de sa pièce et marchait vers nous les bras écartés pour ne pas accrocher ses aiguilles, tel un somnambule ralenti par le sommeil. L'affaire se corsait.

Aussi la patiente suivante qui arriva à la porte d'entrée fut-elle saisie de stupeur, porta ses mains à sa gorge et, les yeux exorbités, se figea brusquement et resta là, debout, comme un santon de Provence.

Quand le calme revint, l'homme au caleçon rentré dans sa pièce, la dame relevée, le nez pansé, et rassurée par la vue du mannequin sous son drap, on s'aperçut que la dame figée avait disparu. Elle dut ne pas dire de bien de l'acupuncture en général, car on ne la revit jamais. Quant à la secrétaire, elle conclut en me disant : « Dans ce cabinet, on ne peut plus lire tranquille. »

Je n'étais pas ce que l'on peut appeler un acupuncteur très connu, aussi ma surprise fut grande quand je vis arriver un jour, dans mon cabinet, un petit monsieur basané que je qualifiai, comme à mon habitude, d'« Irano-Sud-Americano-Levantin ». Il me dit, dans un anglais de classe de cinquième, que je compris en conséquence fort bien, qu'il ne venait pas pour lui mais pour son maître, l'émir de je ne sais quel coin du golfe Persique. Je compris vaguement qu'il s'agissait d'un homme important, qui me faisait l'honneur de venir me consulter, malgré la foule des acupuncteurs parisiens, parce que j'étais le plus proche d'une antenne de l'UNESCO, à deux pas de là. Le petit homme basané me dit que la rue n'était pas terrible, qu'un peu plus loin on voyait une poubelle qui n'aurait pas dû se trouver là, et qu'il faudrait le lendemain matin faire évacuer du bord du trottoir cinq ou six voitures pour y placer la limousine blanche de son maître, grande comme un trois pièces-cuisine, d'après ce que je pus voir le lendemain. Comme il regardait vers le plafond, je lui dis, le plus poliment du monde et dans un anglais à sa portée, que le lustre était bien attaché et qu'il ne risquait pas de tomber sur son patron.

Il hocha la tête pour me remercier et dit, à voix basse, « *My master to be very very distrustful* ». J'étais à deux doigts de lui demander si je pouvais alerter la police et la gendarmerie quand il me dit qu'il allait oublier le principal : cabinet vide, ni secrétaire ni autre patient, rien, personne, le vide sidéral ! Sidéré, je le laissai partir.

Quand, le lendemain, l'émir sortir de la limousine placée en double file (je n'allais tout de même pas faire placer les voitures de mes voisins à la fourrière), précédé du petit basané furieux, je me dis que je n'allais pas avoir la partie belle avec un type en djellaba immaculée et une espèce de voile blanc serré autour de la tête par un bandeau noir. D'abord, est-ce que ça se déshabille, un émir, portent-ils des caleçons, ces gens-là, des chaussettes ?

Il s'assit dans mon fauteuil et commença à me parler en bédouin comme si je sortais d'une école coranique ; depuis cinq minutes qu'il était là, je ne pouvais déjà plus l'encaisser, quand le petit basané entra et commença à traduire, un peu en retard sur la bande sonore de son patron, qui continua comme si de rien n'était. « On » s'étonnait que la secrétaire soit là, « contrairement aux accords prévus » et j'appris plus tard que le basané était allé voir dans les pièces s'il n'y avait personne.

L'émir venait me voir pour une douleur du poignet gauche qui le tenaillait depuis des semaines, et me dit que tous les médecins étaient des ânes ! Je fis « hi-han » en mettant l'index sur ma poitrine, et il rit comme si je venais de lui annoncer la déroute de l'armée israélienne. « Non, non, me dit-il, tous mais pas vous ». Je poussai un soupir de soulagement et je crus qu'il allait s'étrangler de rire ; ces émirs sont de vrais enfants.

Je lui plaçai deux ou trois aiguilles, les vissai et les dévissai avec l'air profond qui sied aux opérations chirurgicales de grande classe, puis les retirai au bout d'un moment. Il sourit en s'étonnant, je venais d'avoir de la chance, je m'en tirais à peu de frais, sans déshabillage ni rien, sans retrait inopiné de babouches ; tout s'était fait là, sur le fauteuil du bureau, sans même lui enlever sa montre en or massif, rehaussée de rubis. Le petit basané me régla la consultation avec une poignée de billets qu'il posa sur le bureau et que je ne regardai même pas. Les deux hommes s'en allèrent d'une façon plus courtoise qu'ils n'étaient arrivés, en jetant un regard courroucé à la secrétaire, qui continuait imperturbablement à lire son énorme bouquin. Je n'ai jamais su si les émirs portaient des caleçons !

Hélas, tous les malades n'étaient pas si pittoresques, orientaux, ou porteurs de grandes pathologies intéressantes ; je voyais des sinusites, des eczémas, des asthmes, des entorses et des torticolis, des genoux douloureux et des histoires de dépression à n'en plus finir.

C'est à ce stade que je me rendis compte du pouvoir de l'écoute, à une époque où plus personne, justement, ne vous écoute. Jadis, au confessionnal, les dames allaient raconter leur vie, avec quelques péchés comme prétexte ; le confessionnal avait deux places latérales pour les pécheurs et au milieu un poste pour le prêtre, que l'on ne pouvait voir à travers les mailles serrées de la grille. Les pécheresses parlaient toutes les deux à voix basse pendant que le prêtre somnolait ou prononçait de temps en temps « ah ! très bien » ou « hum hum ». Un quart d'heure après, il leur coupait la parole, absolvait tout ce que l'on voulait, et passait aux deux suivantes, ravies d'avance d'aller vider leur sac.

De nos jours, il n'y a plus de confessionnal et l'on sait bien que le bon Dieu n'a pas besoin d'écouter puisqu'il sait tout d'avance et que son paradis vous est ouvert si vous n'avez pas assassiné votre famille à la hache, comme ça, par seule méchanceté. Le confessionnal ayant disparu, le généraliste étant surchargé par le nombre de patients, vos voisins et voisines ne vivant que pour vous raconter leurs misères, reste le médecin acupuncteur dont on dit qu'il faut absolument tout lui sortir, car les Chinois donnent une importance capitale au moindre symptôme, ne fût-il survenu qu'une fois et pendant une demi-seconde au cours de l'année précédente.

Alors, imaginez la logorrhée naturelle de ces dames déchaînées, avec leur première molaire qui a poussé penchée, et le vermicelle entier qu'elles ont avalé à neuf mois ! Pensez un instant aux grossesses, extra-utérines ou pas, la nausée du 26 novembre 1939, en pleine guerre, même que le papa suait dans la ligne Maginot !

Bien sûr, plus tard, quand on a la réputation et la manière, l'autorité nécessaire et les nombreux stratagèmes attachés à chaque cas, vous pouvez vous permettre de couper la parole, de fermer cette bouche d'une main en posant les doigts sur le pouls carotidien. Vous pouvez déjà, au téléphone, le jour du rendez-vous, exiger un résumé écrit sur lequel vous poserez les questions précises, un dossier complet des examens, des radios, des scanners, que vous compulserez pendant que votre malade vagabonde sur des sentiers fort éloignés de la route nationale où gît vraiment sa maladie, là, juste en travers du chemin. Euphémisme !

Et pendant qu'une malade calcule si sa première dent de lait est tombée un mercredi 16 ou un jeudi 17, avec un peu d'autorité, vous pouvez lui poser les trente-cinq questions correspondant à l'organe malade, alors qu'elle n'a même pas fait allusion à ce viscère !

Le cabinet que j'occupais alors avait un inconvénient majeur : le bureau où j'interrogeais les patients n'était séparé de la salle de soins que par une grande porte vitrée munie de petits rideaux, opaques, mais très fins, et on entendait tout d'une pièce à l'autre. Bien sûr, je faisais en sorte que la pièce d'à côté soit vide pendant que je questionnais le malade, et je le plaçais, après, dans la salle de soins ; mais il y eut des interférences fâcheuses. Un jour, se trouva placée dans la salle « de travail » une mère supérieure de couvent qui venait d'avoir un malaise dans la salle d'attente, et la secrétaire allongea la brave et honorable sœur dans la fameuse pièce, sur la table d'examen. Je recevais au même instant, dans le bureau, une ancienne dame, non seulement de petite vertu, mais qui avait dirigé longtemps, à Neuilly, une maison de tolérance très bien fréquentée, dans ses dernières années d'« activité ».

Revenue à elle, sous la surveillance maternelle de la secrétaire, la sœur entendit en quelques instants l'histoire insolite d'un Paris qu'elle ne connaissait pas sous ce jour-là, ce qui lui donna aux joues un rouge qu'un bon cordial ne lui aurait jamais amené. Comme je n'avais rien su du malaise de la mère supérieure, je riais bien volontiers avec l'ancienne tenancière, ayant vécu moi-même, autrefois, dans des villes de garnison où les établissements clandestins ne manquaient pas.

Je ne devais finalement jamais voir cette bonne sœur qui déclara revenir une autre fois quand son malaise serait totalement passé, mais qui ne le fit jamais, ce qui me rassura, car j'aurais eu du mal à la regarder en face.

J'ai eu aussi, un jour, comme patient, un vieux clown célèbre qui venait accompagné d'une jeune fille charmante, mince et fine comme un fil de fer barbelé, car elle avait des os saillants. Le clown, d'un certain âge, courait dans le couloir, faisait un saut périlleux, et les gens assis dans la salle d'attente, offusqués et apeurés, le voyaient passer au ras du plafond, tournoyant. Puis le clown revenait dans mon bureau et me disait : « Vous voyez, quand je fais ça, en retombant, ça me fait mal au bas du dos. » Je lui faisais sa séance d'acupuncture, et au bout d'un moment, pour tester l'effet de mon traitement, il repartait dans le couloir et repassait, cette fois presque tout nu, en voltigeant à l'aller comme au retour, devant la porte ouverte de la salle d'attente. Puis vint le tour de la jeune fille mince, qui se mit en collant imitation panthère, et se tordit en arrière, et amenant sa tête entre ses genoux en se tenant les deux chevilles avec les mains. Elle partit ainsi dans le couloir et les gens virent passer cette sorte de crabe moucheté, ce qui leur arracha cette fois des cris de surprise. Le clown me dit alors : « Quand elle fait ça, elle a mal au cou », ce qui ne m'étonnait pas du tout. Puis je la piquai et elle repartit, cette fois à toute allure, dans le couloir, pour essayer. Là des têtes se penchèrent en dehors de la salle d'attente, persuadés qu'un trapéziste ou un éléphant apprivoisé allait arriver. On aurait pu dire à l'époque, en parlant de mon cabinet, « quel cirque ! ». Le clown et sa partenaire sont revenus ainsi plusieurs fois, au cours des années, et beaucoup de patients ont regretté de n'être pas là quand ils passaient ainsi dans le couloir transformé en piste de cirque.

Il y eut aussi cette grande famille de Congolais qui débarquèrent un soir d'une grosse voiture américaine, avec neuf enfants, le papa énorme et trois de ses femmes, vêtues de manteaux de vison larges comme des tentes collectives de boy-scouts. Tout ce petit monde entra dans mon bureau en s'égaillant dans tous les coins, montant sur les meubles, passant sous les bureaux et entrant dans les armoires, les trois femmes à l'œil bovin debout et le papa assis sur le fauteuil devant ses épouses alignées derrière lui.

La secrétaire, interdite de séjour dans mon bureau par le grouillement au ras du sol, me cria de loin qu'il s'agissait de M. Fayama Bongolo Ampaté Ba, qui avait pris rendez-vous la semaine précédente. J'écoutais le récit de ses malheurs tout en surveillant la petite foule sombre qui venait de s'enrichir de quatre bébés rampants arrivés comme ça, on ne sait d'où, mais le père, me voyant intrigué, me dit : « Ça, c'est les quatre derniers, ils n'ont pas dû vouloir rester dans la voiture. » Ayant exploré le ras du sol, le grouillement commença à prendre de la hauteur sur les étagères et dans les tiroirs, que je voyais du coin de l'œil comme un vol de papillons blancs. Le papa parlait dans un français très bondissant, avec ces accents toniques bien connus et mal placés, et avec des gestes, faits en vain, pour me montrer la voie et l'origine de ses troubles.

Ayant décidé d'emmener la smalah dans la pièce où j'allais exercer mon art, les malades de la salle d'attente virent passer devant la porte les dix-sept personnes et, s'imaginant que j'allais toutes les piquer, ils regardèrent leurs montres avec beaucoup de souci. Une fois arrivés dans la salle de soins, dépouillée et sans meubles à part la table d'examen, les trois mamans étalèrent par terre leurs manteaux de vison et s'assirent dessus pour donner le sein aux plus petits. Elles se mirent à jacasser dans leur langue râpeuse, à voix haute, entrecoupée de rires saccadés comme un seau de noix agité de soubresauts.

Le papa allongé sur la table poussait des cris à chaque aiguille, ce qui faisait pleurer les enfants et se tordre de rire les mamans, pendant que les plus petits buvaient leur lait à gros bouillons tout en faisant pipi sur les visons. Il ne manquait qu'un puits, un tam-tam et quelques arbres épineux, et l'on se serait cru en Afrique ; puis les enfants voulurent boire et se battirent pour avoir les deux seuls verres que j'avais ; après, ils voulurent aller aux toilettes, inondèrent la salle de bains et se mirent à courir partout en poussant des cris.

Maintenant, le papa dormait, les mamans chantaient une mélopée africaine, et quelques bébés vomissaient leur trop-plein de lait, heureusement toujours sur les visons, décidément mis à rude épreuve.

Quand ils partirent, avec de grands sourires, des mots que nous devinions affectueux, et de grandes poignées de mains de gratitude, il fallut que ma secrétaire courre après la voiture un instant, les mamans avaient oublié leurs visons respectifs... De loin, ils ressemblaient maintenant à de véritables serpillières.

Le Congolais avait dû garder un bon souvenir de son passage familial dans mon cabinet, car il m'envoya un peu plus tard un musicien célèbre, Américain de New York et à l'accent si étonnant que je ne compris pas ce qu'il désirait ni de quoi il souffrait. Je crois connaître assez bien l'anglais et je comprends même ce que les Américains me disent ; il m'est même arrivé de me faire comprendre en Angleterre par de véritables Britanniques, habitant Londres.

Mais dans ce que disait ce Noir américain, je ne saisissais pas une parole ; tout ce que j'avais compris, c'était la série des mots « Fayama Bongolo Ampaté Ba, Congo » qui me rappela le gros Congolais à la famille envahissante.

Je me dis qu'après tout, la palpation des pouls et l'examen de la langue donnaient des informations précieuses sur les maladies, et je demandai au patient de se déshabiller ; il le fit en se tordant de rire, ce qui m'étonna beaucoup. Il se remit à rire quand je lui palpai les pouls au cou et au poignet, et il ne put tirer la langue tellement le fou rire l'agitait, il faillit en tomber de la table ! Mais quand je revins près de lui avec des aiguilles, je le vis cesser de rire et rassembler ses affaires à la hâte ! Il sortit dans la rue tout nu, et s'éloigna de l'immeuble avec tous ses vêtements sous les bras, à la grande joie des passants et des petites délurées du collège de jeunes filles d'à côté... Je devais apprendre, bien plus tard, que ce bon Noir, envoyé par mon ancien patient congolais, venait tout simplement me proposer des disques de jazz de son répertoire, le Congolais avait oublié de lui dire que j'étais médecin, et acupuncteur.

Un de mes patients les plus pittoresques (encore) fut le docteur Dupont, vieux confrère vétérinaire, amoureux des chevaux, qui avait passé sa vie à les soigner, avec des fortunes diverses, car il s'agissait presque toujours de chevaux de courses.

La raison pour laquelle il me consultait était, d'ailleurs, étroitement liée au cheval en général, puisque le vétérinaire souffrait de l'abdomen, partie exposée aux coups de pied des animaux qu'il soignait, et qui avait reçu, en quarante ans, des ruades innombrables.

Le docteur Dupont était intarissable sur les chevaux et il

me raconta qu'en 1960, un voyage en Chine lui permit d'apprendre que là-bas, les vétérinaires traitaient les animaux par acupuncture, il me montra des planches anatomiques représentant des vaches, des poulets, des cochons et même des poussins ! Un texte, traduit en anglais, affirmait que l'on peut augmenter de vingt pour cent la production de lait, de trente pour cent le nombre d'œufs, en piquant judicieusement des points cutanés, exactement comme on le faisait pour traiter les humains.

Bien entendu, le docteur Dupont posa aux Chinois la question : que peut-on améliorer par acupuncture chez le cheval ? Le responsable local et qu'il fallait appeler ouvrier-vétérinaire lui répondit qu'en Chine, il n'y avait pas comme en Occident des courses faites pour enrichir une bourgeoisie décadente, et que le Grand Timonier demandait surtout que l'on augmente la production de viande, de lait et d'œufs. Il remit à Dupont des rouleaux de planches anatomiques où chaque bête était sillonnée de méridiens jalonnés de centaines de points, à piquer pour « nourrir les masses prolétariennes enfin échappées des griffes du capitalisme ».

Rentré en France, Dupont transféra du mieux qu'il put le tracé des lignes des vaches sur les chevaux, se disant qu'après tout, l'anatomie des deux bêtes différait de très peu. Il commença par traiter les coliques du cheval en se souvenant qu'au XIXe siècle, un de ses confrères, nommé Roger, avait remarqué que lorsque les chevaux souffraient du ventre, on pouvait apercevoir le long des parois de l'abdomen de petites zones d'hypersudation ! En percutant ces endroits avec un marteau à réflexes, la douleur diminuait et l'hypersudation disparaissait. Ce phénomène était devenu familier aux cavaliers, qui tapotaient avec la cravache les zones décrites par Roger, qui nomma ce moyen thérapeutique le « clavier équin ».

Dupont, profitant de la découverte de cet ancêtre, précurseur inconnu de l'acupuncture vétérinaire, se mit à étendre les possibilités thérapeutiques dans ce domaine, et resta paisible jusqu'au jour où il rencontra un monsieur bien original ! Cet homme avait entendu parler de ce praticien qui soignait les chevaux et tint un raisonnement logique, pour ne pas dire mathématique : si une vache peut produire plus de lait, la poule plus d'œufs, et le cochon plus de gras, un cheval doit nécessairement produire quelque chose de plus. La vache représente le lait, la poule l'œuf, le cochon le gras, et le cheval… la course ! Or, compte tenu du fait que la course rapporte de l'argent, si l'on a misé sur le bon cheval, on peut écrire l'équation : K (cheval + acupuncture) + mise de fonds = K × (argent)^{x}.

Dupont n'était pas un homme d'argent mais l'expérience lui plut, car la biologie du cheval pouvait en être changée. Il fit quelques essais à Compiègne, chez un de ses amis vétérinaire militaire, et sur des chevaux de trait. Les bêtes, piquées sur les quatre pattes au niveau du genou pour le bas et des coudes pour le haut, ou tout au moins sur les zones qui rappellent ces régions chez l'homme, et avec des aiguilles chauffées au préalable, démolirent deux grosses charrettes de foin en galopant sauvagement dans la longue côte à la sortie de Compiègne vers Estrées-Saint-Denis. Le palefrenier, soldat de 2e classe du Train des Équipages, en fit une colique, mais n'eut pas droit au « clavier équin de Roger », car l'aventure de ces chevaux survoltés domina la scène, et on en oublia le conducteur.

Puis on essaya les fameux points chez des trotteurs, des sauteurs, des haridelles même, voire des chevaux anglais, sans rien dire à personne, et au bout de six mois, Dupont se trouvait en mesure d'affirmer ceci : on pouvait améliorer les performances des chevaux en piquant quelques instants quatre points précis sur les pattes, avec des aiguilles d'acier chauffées au préalable avec une flamme, environ deux heures avant l'exercice demandé à la bête.

On vit alors revenir le monsieur original, qui invita Dupont à un véritable festin, au *Grand Cerf*, à Senlis, la ville des spahis marocains, et on parla de la fameuse équation. Dupont, égayé par le Moët et Chandon, émoustillé par une fine Napoléon à damner un capucin, admit volontiers qu'il n'y avait rien de plus beau qu'un cheval lancé au galop et qui se détache de plusieurs longueurs des pauvres bêtes qui suivent péniblement en bavant comme des bulldogs devant une boîte de Canigou. Le monsieur original se garda de dire que ce cheval lancé au galop entrait dans l'équation, et que le chiffre d'affaires pouvait être lui aussi amélioré par l'acupuncture. Il organisa bientôt des visites à Longchamp, à Vincennes et amena Dupont voir les écuries, à des heures précises, demandant au vétérinaire de piquer discrètement les chevaux pendant que l'on distrayait les lads et le jockey. « Personne ne doit être au courant ; disait le monsieur, car l'expérience doit se faire "en double aveugle" pour être scientifique. Ni le cheval ni le jockey, encore moins le propriétaire, ne doivent savoir, pas de facteur d'erreur, pas d'influences extérieures nocives et perturbatrices ! »

Dupont admirait l'esprit cartésien du monsieur et parlait déjà de publications dans les revues médicales mais l'autre affirmait qu'un très grand nombre d'expériences s'avérait nécessaire avant de tirer des conclusions valables.

Au bout de six mois, et avec une grande régularité, le cheval piqué gagnait toujours et peut-être le monsieur original amassa-t-il beaucoup d'argent, mais Dupont n'en savait rien...

L'incident se produisit bêtement un jour, un jockey ayant aperçu le vétérinaire en train de piquer son cheval. Le monsieur arrangea les choses du mieux qu'il put, mais comme par hasard, ce jour-là, le cheval dépassa tout le lot des autres, et de si loin que le jockey soupçonna quelque chose, parla au propriétaire, l'affaire devenait grave. La police s'en mêla, on parla de dopage, Dupont fut convoqué, le monsieur original resta introuvable, et le vétérinaire raconta tout mais on ne le crut pas. On lui demanda par contre de prouver ses dires, au cours de séances d'entraînement et le résultat fut concluant : les chevaux galopaient plus vite et plus longtemps ! Pouvait-on parler de dopage ? Dupont n'injectait rien, la piqûre était si superficielle que le cheval ne bronchait pas, les autorités restaient perplexes ! Finalement, l'enquête montra que le vétérinaire avait été abusé, on put constater que son train de vie était fort modeste, enfin, qu'on ne le connaissait pas aux guichets des paris. Quelques questions habiles montrèrent que le milieu des courses ne l'intéressait guère, on ne lui fit aucun ennui... Quant au « monsieur original », on n'en entendit jamais plus parler... L'expérience chevaline s'arrêta là, hélas !

De temps en temps, il fallait tout de même que j'aille aider mes collègues enseignants de notre association d'acupuncture présidée par le docteur Cantoni, et faire passer les examens de fin d'année. Les élèves étaient nombreux, la médecine chinoise devenait une matière très recherchée et notre association comptait parmi les meilleures de France.

L'examen comprenait un écrit et un oral, mais Cantoni nous demandait de ne pas être trop sévères, car le pays manquait d'acupuncteurs et il fallait que les élèves, déjà installés la plupart du temps comme généralistes, puissent assez vite démarrer leur pratique.

Le docteur Grall, un de nos plus anciens collègues, très âgé, fut certainement le moins intransigeant d'entre nous au cours des oraux et sa bonté, sa patience étaient si grandes que la plupart des candidats faisaient la queue pour passer avec lui plutôt qu'avec les autres. Nous le regardions tout en écoutant nos étudiants répondre à nos questions, et cela en valait la peine ! « Quel est le grand point qui agit dans l'anémie ? » demandait Grall. « Heu », disait l'élève en regardant au plafond, comme s'il espérait que le nom du point serait inscrit sur une quelconque poutre. Alors Grall disait : « Son numéro est le trente... trente... hu-hu...i...i... », et l'étudiant criait presque : « Trente-huit ! » « Bravo, disait le brave homme, de quel méridien ? » Et l'élève cherchait à nouveau, par terre cette fois, ou sur les murs... « Il est sur le dos, suppliait Grall, pas tout à fait au milieu... » Et l'autre cherchait toujours... « Enfin, ça commence par un V, vé, vess, vess... » « Vésicule biliaire », disait l'élève « Non ! » disait Grall, sévère ! « Vessie », clamait enfin le candidat (Évidemment, il n'y a que deux méridiens d'acupuncture dont le nom commence par ves...).

« Bravo, très bien », redisait le brave ami Grall, et, se penchant vers nous, il nous disait : « Il sait, seulement voilà, il est timide, je l'impressionne ! » Et il lui mettait 15 sur 20, ce que nous trouvions exagéré !

Un soir d'examen, alors que nous allions terminer, une élève échevelée, en blouse blanche, arriva pour passer son examen de fin de troisième année, le plus important. Sa voiture du SAMU l'attendait devant la porte, car elle était de garde ce soir-là, crevée. À son âge, près de cinquante ans, disait-elle, l'acupuncture allait lui permettre de s'installer paisiblement, et de ne plus courir Paris, jour et nuit, avec des mourants dans son ambulance à sirène. On lui désigna du doigt le docteur Grall, c'est-à-dire le plus gentil, le plus calme, le moins sévère ; avec lui, elle ne risquait pas d'être recalée, pas besoin d'avoir le trac, son diplôme pouvait déjà recevoir, d'avance, nos signatures communes.

Grall lui posa une de ces questions dont il avait le secret, et qui pouvait être comparée à « Combien font 12 + 8 » à un concours d'entrée à l'École polytechnique. La dame écouta avec le sourire, apparemment apaisée, et sembla satisfaite de ce qu'on lui demandait ; puis ses yeux se révulsèrent, elle porta les mains à sa poitrine, se leva, poussa un grand cri, et s'effondra sur le plancher. On se précipita, elle semblait morte, et quelqu'un suggéra qu'on l'emmène vite vers sa propre ambulance, qui était juste là, devant la porte, avec un infirmier et un interne. Ils essayèrent de la ranimer, tous les soins d'urgence furent prodigués, rien n'y fit, l'ambulance partit lentement, sans sirène et à l'allure habituelle des corbillards. Nous étions catastrophés.

Le docteur Grall était le plus atteint, car il se pensait coupable et responsable à la fois ! Et si nous-mêmes le connaissions, les autres associations ne manqueraient probablement pas de commenter le drame, arguant des dangers qui menacent les organismes fragiles confrontés à des oraux difficiles, perpétrés par des gens trop sévères qui se prennent pour des savants ! Heureusement, il n'en fut rien. Il semble que la réputation de bonté de notre vieil ami dépassait largement le cadre de notre groupe, et l'accident s'expliqua tout à fait par l'état de grande fatigue de cette dame, surchargée de travail depuis si longtemps, et malade du cœur depuis toujours.

Mais il faut avouer, au passage, que le hasard fait bien mal les choses, et si cette regrettable aventure s'était produite devant moi, qui interrogeais les élèves avec un peu de cette fermeté résiduelle après vingt-cinq ans de vie militaire, je m'en serais fort mal trouvé ! Je n'admettais qu'à regret cette façon de distribuer les diplômes, d'autant plus que, par la suite, on entendait les patients se plaindre d'être mal soignés ! J'estimais en conséquence que l'acupuncture est un art très difficile, exigeant des connaissances solides sanctionnées par de vrais examens pour permettre à des praticiens de réussir un jour.

Nous étions gênés à l'époque de savoir qu'à Taiwan ou à Hong Kong, il était possible d'acheter des « diplômes » d'acupuncteur, après une journée ou deux, quelquefois une simple matinée de conférences ! Nos élèves peinaient durement pendant trois années et il suffisait d'aller à Taibei, ou à Bangkok pour se payer un parchemin d'un mètre carré où des dragons dorés se disputaient une boule d'argent !

Après ce regrettable accident, notre ami Grall ne participa plus guère aux examens, il devait nous quitter quelques années après, et son souvenir est resté dans notre cœur, car nous l'aimions beaucoup.

Généralement, les élèves commençaient leur entraînement dans quelques hôpitaux où les chefs de service acceptaient une consultation d'acupuncture, à condition que nos élèves ne réclament pas d'émoluments très élevés. Par contre, ils pouvaient alors inscrire sur leurs ordonnances, au-dessous de leurs noms et de leurs titres, la phrase tant désirée : « Attaché des hôpitaux », sans que l'on sache vraiment si ce modeste titre était réellement autorisé ; mais pour cent cinquante francs par mois, et un grand nombre de patients à soigner, les premiers acupuncteurs des hôpitaux français méritaient bien une petite satisfaction, tout de même.

Ces élèves eurent beaucoup de mal à « percer », car l'acupuncture passait encore, il y a une vingtaine d'années, pour une douce plaisanterie, dont les résultats ne devaient être considérés qu'en « parallélisme avec l'effet placebo »...

Par contre, on accusait cette thérapeutique de transmettre les infections, l'hépatite virale et, plus tardivement, le sida. On ne parlait pas des contaminations dans les hôpitaux, des fautes d'asepsie ; quant à l'affaire du sang contaminé, plus tard, elle s'avéra hélas plus grave, et dès lors, on ne parla plus des risques « acupuncturaux », d'autant plus que de nombreux acupuncteurs utilisaient dès lors des aiguilles jetables.

Nos jeunes disciples immergés dans les grands centres, conscients de leurs faiblesses et de leurs connaissances encore limitées, ne manquaient pas de nous appeler au secours en nous adressant souvent les malades qu'ils avaient « ratés », ce mot n'ayant rien de péjoratif, car nous sommes tous passés par là.

Notre rôle devenait alors délicat, on nous mettait pratiquement en demeure de réussir, pour la seule raison de notre ancienneté peut-être, mais aussi pour l'assurance que nous montrions au cours de nos conférences pratiques. Nous ne pouvions pas refuser le patient, c'eût été une dérobade, bien que certains se « retranchassent » derrière des arguments du genre : j'ai beaucoup trop de monde en ce moment ; je me suis brisé le poignet et suis en convalescence ; je partais justement en vacances ; jetez-vous à l'eau, que diable ! nous ne serons pas toujours là pour vous aider, etc.

On pouvait encore moins refuser de les soigner eux-mêmes, ou leur famille, et nous tremblions quelquefois de peur lorsqu'un malade nous disait : « Ma fille qui est aussi votre élève m'a dit : Va voir mon professeur, en deux séances il te guérira »... La traîtresse !

C'est dans ces conditions que je dus traiter un jour un zona, et de la face de surcroît, le plus mauvais, survenu chez un père d'élève. Comme si cela ne suffisait pas déjà, le papa tenait le haut du pavé de l'Université puisqu'il présidait le conseil de faculté, et croyait à l'acupuncture comme je crois au dernier gala d'adieu à la scène de Charles Trenet. Il me dit à voix basse, car il souffrait, qu'il ne voulait pas contrarier sa fille, mais éprouvait pour la médecine chinoise une « méfiance très partagée » ; il n'en ressentait pas moins pour mes soins une « bienveillance indubitable », et une « reconnaissance anticipée ».

Quand on se met à soigner un confrère, un parent, un ami, ou quelque détracteur en puissance, la proportion des échecs est telle que l'on ne peut que conseiller aux novices de s'abstenir, ce que fit d'ailleurs cette brave élève qui m'adressa son père. Mais, au pied du mur, là où l'on voit, paraît-il, le maçon, et à un âge qui est le mien, « il faut y aller », comme le dit le populaire, d'où la vérité sort, paraît-il, par la bouche.

Le hasard, la Providence, et peut-être aussi une modeste connaissance très agrémentée de chance, firent que dès le lendemain, le grand professeur ne souffrait plus, et après une deuxième séance, la dermatose elle-même disparut, alors que le zona avait commencé voilà seulement quatre jours, sans aucun autre traitement que quelques aiguilles sur les mains et les pieds.

Le président du conseil (de cette faculté) eut la courtoisie de venir me montrer sa joie, parla de ces infiltrats labiles de l'adulte jeune qui disparaissent tout seuls en deux jours, de ces tumeurs qui régressent sans raison, de ces fractures qui se consolident à des allures records, enfin de ces guérisons extraordinaires de Lourdes, du fameux guérisseur brésilien Arrigo et, bien sûr, aussi de Fatima. Je lui répondis tout aussi courtoisement que j'en étais à quatre-vingt-quatre zonas, à trente-neuf eczémas du nourrisson, quatre-vingts grossesses inespérées, vingt-huit cas d'acouphènes, mais que jamais, un instant, je ne m'étais cru aidé de près ou de loin par Dieu, son Fils, sa Mère ou le Saint-Esprit.

Ce professeur, étant homme de goût, rit très franchement en me remerciant chaleureusement et me fit envoyer pour la Noël une caisse de champagne de marque. Il paraît que sa fille, touchée par la grâce après un tel succès, se mit « en grand » à l'acupuncture traditionnelle et partit même en Chine passer des mois à apprendre le chinois !

Ayant traité avec succès des professeurs de faculté, je pensais qu'un jour l'un d'eux m'aiderait à introduire l'acupuncture dans le saint lieu de la Faculté de médecine. Hélas, il n'en a rien été, et comme je n'ai jamais eu la chance de jouer les Raspoutine, cette influence irremplaçable m'a été refusée.

L'un d'entre nous aurait pu avoir ce rôle, car sa compétence dépassait tout ce que l'on peut imaginer et il maniait avec adresse plusieurs thérapeutiques manuelles à la fois. Il fut amené à soigner de hauts personnages. Hélas, il avait, en plus de toutes ces cordes à son arc, un caractère de cochon, selon l'expression consacrée, qui le desservit. Pharmacien d'origine, il tenait d'on ne sait où des sortes de touchers appuyés sur des points précis de la peau et se mit entre autres à étudier l'acupuncture. On le voyait dans tous les congrès et il arriva à celui de Besançon un événement qui le fit connaître partout.

Généralement, les congrès d'acupuncture sont boudés par les autorités médicales, mais notre grand maître, le docteur Jarricot, et notre ami Nogier connaissaient le recteur d'académie, excellent homme aux idées larges, le professeur Magnin, qui nous ouvrit, entre autres, la faculté de Besançon pour notre grand congrès. Nous prenions nos repas à la cantine universitaire et faisions la queue, comme les étudiants, pour avoir notre ticket de restaurant, cela nous rajeunissait et l'ambiance s'en trouvait très agréable.

Soudain, dans cette file d'attente, on entendit un cri et une femme en manteau de panthère s'écroula sur le sol; son mari se précipita, sortit de sa poche une sorte d'écarteur de bois et le plaça dans la bouche de sa femme, dont les yeux se révulsaient. Puis il sortit une seringue toute prête, nous avions déjà compris que cette dame faisait souvent des crises d'épilepsie, que son mari, médecin, le savait et transportait partout le petit matériel nécessaire. La crise tonique commençait, l'ambulance demandée n'arrivait pas, la dame amorçait sa position arquée que l'on appelle scientifiquement *epistothonos*, quand un grand bonhomme arriva, se saisit de la dame, la retourna comme une crêpe; nous ne disions rien, car nous le connaissions, c'était le fameux ancien pharmacien-guérisseur.

Il enfonça ses doigts sur des points du dos, à travers le manteau de panthère qui dut y laisser quelques poils, et personne ne vit exactement comment il procédait. Pendant ce temps, la dame, affalée sur le ventre et les bras écartés, ne bronchait plus, la grande crise si spectaculaire ne s'était pas produite, et son mari paraissait très surpris. Bientôt la femme se releva, ne se souvenant évidemment de rien, il fallut lui expliquer ce qui venait de se passer et elle dit alors : « Tu as vu, Edgar, ce que ce type a fait à ma pelure d'ocelot, voilà un manteau foutu. » Mais le sauveur avait déjà repris sa place dans la file, renfrogné comme à l'accoutumée, et refusant de donner une explication.

Ce praticien est devenu depuis un personnage connu mais secret, et l'histoire que l'on m'a racontée est probablement vraie, car le conteur qui est de mes amis n'est pas de ceux qui inventent des anecdotes.

Un soir, très tard, alors que notre ex-pharmacien allait se coucher, il entendit au-dessus de son quartier le bruit caractéristique d'un hélicoptère. Il arrivait souvent, mais en plein jour, qu'une équipe entière de rugby ou de football débarque dans le jardin de notre collègue, pour se faire soigner après les dures épreuves d'un grand match. Comme le cas se produisait souvent, on avait dessiné dans un grand terrain proche ce que l'on appelle une DZ ou *Drop Zone*, c'est-à-dire un emplacement dégagé pour qu'un hélicoptère puisse se poser, avec, sur le sol, un grand cercle blanc.

Cette nuit-là, bien qu'aucun coup de téléphone n'ait averti le praticien, un gros engin se posait sur la DZ, un groupe d'hommes en noir en sortit et l'on frappa à la porte de la maison. Le caractère de cochon aidant, il fut difficile aux hommes en noir de décider notre homme à ouvrir, même quand on lui dit qu'on venait le chercher pour une mission d'extrême urgence, lointaine, et pour laquelle on enlèverait le monsieur, quitte à le ficeler pour l'emmener. Un Kowalski eût fait moins de manières et moi-même, j'eusse été flatté, mais l'ex-pharmacien alla se préparer après avoir assené aux hommes en noir plusieurs mots de Cambronne assortis de nombreux noms d'oiseaux.

L'hélicoptère, emmenant tout le monde, s'envola pour un aéroport voisin, d'où décolla bientôt un gros avion rapide qui mena le groupe à Paris-Orly, où de belles voitures noires précédées de motards partirent à toute allure dans un endroit de la capitale où souffrait un de ces grands sur les épaules desquels pèse le poids de nos destinées.

Bougon et renfrogné, l'air mauvais et l'œil méchant, notre praticien, célèbre depuis toujours mais désormais consacré, fit ce qu'il avait à faire, l'autre en fut béat d'admiration, l'entourage stupéfait en applaudit presque. Celui que l'on pourrait comparer à Louis XIV allait pouvoir partir quelques heures après vers une quelconque Maison-Blanche, à moins que ce ne soit une Mosquée bleue ou encore une place Rouge, pour une de ces rencontres que l'on ne peut pas remettre ; aussi remercia-t-il notre guérisseur, lequel n'ébaucha, paraît-il, pas même un sourire ni le moindre signe de respect.

Dans la voiture du retour, un grand sous-fifre à lunettes parla d'honoraires et reçut en échange une de ces expressions paysannes dont la crudité n'a d'égale que la prononciation rocailleuse. L'affaire avait pratiquement duré toute la nuit, et, pendant toute la journée du lendemain, l'ex-pharmacien fut d'une humeur de chien, phrase bien mal choisie quand on connaissait la douceur de l'animal qu'il avait comme gardien.

J'ai connu chez un de mes maîtres, hélas disparu, et à une époque trouble où les Français se déchiraient, un grand personnage qui venait se faire soigner par acupuncture. D'habitude, on me faisait comprendre que je ferais mieux d'aller faire un tour et de ne revenir qu'une heure après, car le personnage qui venait cachait, d'une part, sa lombalgie ou sa migraine à ses administrés, et d'autre part, sachant que les consultations revêtent un caractère privé, on peut se confier à son médecin, mais point à son aide ou à son infirmière.

Une fois, curieusement, mon maître et ami me demanda de rester, exigeant même que j'assiste à la consultation, car j'aurais, peut-être, disait-il, « à intervenir d'une autre manière », ce qui m'étonna beaucoup. Nous étions, on peut le dire, en 1960, à une époque où il se passait de drôles de choses de l'autre côté de la Méditerranée, on s'attendait même à la constitution d'une grande armada aérienne dont les troupes auraient eu pour mission de démolir *manu militari* le gouvernement de la métropole.

L'homme arriva un soir, dans un grand manteau couleur de muraille, rasant les cloisons du couloir, et porteur, disait-il, d'une atroce migraine. Mon maître lui dit que nous ne serions pas trop de deux à le traiter, que j'étais un ami, médecin, mais évita de dire aussi que je portais habituellement l'uniforme, car, à cette époque précise, les militaires étaient partagés en deux clans et le personnage pouvait se demander avec terreur de quel côté j'étais. Quand je l'aidai à retirer son manteau, je faillis m'écrouler sous son poids et j'eus beaucoup de mal à le poser sur une chaise, dont le dossier grinça de douleur. J'aperçus vaguement, cousue sur la doublure, une mitraillette Sten Mark avec des chargeurs de rechange. Quant aux poches gonflées, aux limites de la rupture, j'en déduisis qu'elles devaient contenir des grenades.

Finalement, mon rôle consista à surveiller la porte et les fenêtres, et mon maître m'encouragea à le faire avec un sérieux des plus marqués, écoutant les bruits de l'immeuble, observant les allées et venues dans la rue, par la fente des volets.

Quand le personnage revint dans la pièce, sa migraine bien améliorée, semblait-il, il demanda à passer la nuit sur place, et nous lui préparâmes un lit pliant dans une des deux salles de soins. Il étala ses chargeurs sur la table de nuit, plaça des grenades à portée de main, un gros revolver sous son oreiller, et la mitraillette armée sur une chaise voisine. Nous restâmes dans le bureau de mon maître le reste de la nuit et je pris cette soirée-là une des meilleures leçons d'acupuncture de ma vie car elle dura de vingt et une heures à sept heures le lendemain matin. Que faire d'autre entre deux tasses de café ? J'en profitai pleinement et remplis des cahiers entiers de notes précieuses. Au matin, la radio déclara que le « complot » était arrêté, tout rentrait dans l'ordre, notre personnage téléphona pour qu'on lui envoie une voiture, car il n'avait plus peur des agresseurs, désormais. Il but avec nous le café de l'amitié et de la paix retrouvée ; il ne dit pas en partant, comme MacArthur : « Je reviendrai », mais, fixant mon maître, « Je n'oublierai jamais » ; moi, apparemment, il m'oublia, en même temps que tout son arsenal dangereux, dont on eut, par la suite, un mal fou à se défaire.

Ce ne fut pas le dernier grand personnage de la République que je vis mais, une fois de plus, je ne fus pas directement intéressé au traitement ; jusque-là, j'avais, dans les locaux de l'Élysée, soigné une femme de général sous les yeux féroces de son chien, guéri des grands professeurs de faculté, et même amélioré des archevêques, près d'Avignon. Heureusement, pour me permettre d'avoir des souvenirs, mes maîtres représentèrent toujours le « dessus du panier » de la pratique acupuncturale et je participais de mon mieux à ces rencontres avec les grands de ce monde, mais un peu de retrait.

Au Centre d'essais en vol de Brétigny, dans les années soixante, les avions Marcel Dassault que la France vendait à l'étranger nécessitaient des essais de la part des acheteurs. Il se trouve que cette année-là, un roi, très jeune mais vraiment roi, pilote émérite puisqu'il sortait des meilleures écoles de l'US Air Force, et d'écoles anglaises, moins bonnes, voulait essayer lui-même les avions que son petit pays achetait, et son arrivée sema une véritable panique sur l'énorme base aérienne de Brétigny-sur-Orge, ne serait-ce qu'au niveau de l'organisation des services de sécurité. Le directeur tremblait de peur, car il est aisé de faire tourner une grosse machine technique, avec un matériel sophistiqué, des personnels spécialisés, quand on est pilote et polytechnicien, on a été formé pour cela, mais quand un roi arrive, avec les gardes du corps, les voitures, le protocole, les journalistes, la presse, sans oublier les incidents possibles, le manque de pot, etc., ce n'est plus la même chose.

Notre directeur du Centre d'essais, à l'époque, était un savant, un de ces cerveaux supérieurs d'où sortent des analyses précises et des synthèses remarquables, mais il connaissait mal les rois, leurs suites, et cette espèce de comédie permanente que jouent les grands de ce monde pour paraître sérieux, affables, compréhensifs, courtois, racés, c'est-à-dire toutes les qualités que l'on prête à un monarque. Aussi adressa-t-il à tous les services une note qui fit rire des générations de techniciens, de médecins et de mécaniciens, de façon à n'avoir aucun problème avec ce roi qui voulait malheureusement, et en même temps, porter la couronne sur la tête et les ailes dans le dos !

Heureusement, notre médecin-chef Cantoni était aussi peu impressionné par les directeurs et les rois que par le plus stupide de ses aides-infirmiers. La note du directeur qu'il reçut portait des instructions relatives au service de santé sur pied de guerre pendant la présence du roi sur la base aérienne. On y lisait que les trousses de secours devaient être remplies, les médicaments les plus utiles fournis en quantité suffisante, les appareils de tension artérielle vérifiés, et les WC bien nettoyés. Enfin, phrase qui déclencha la colère de notre médecin-chef, « le papier hygiénique doit être mis en place sur les rouleaux *ad hoc* ».

Bien sûr, la note réservée au service de santé de la base comprenait des détails plus précis que les notes adressées aux autres services, car le roi, selon les règlements de l'OTAN, devait passer une visite médicale d'aptitude au vol sur réacteur et cela impliquait des gestes prudents et délicats. Mais, de là à rappeler que le papier hygiénique devait bien être placé sur les rouleaux « *ad hoc* »...

Comme il fallait s'y attendre, le médecin-colonel Cantoni, qui adorait renvoyer les balles en pleine figure sans passer par le canal de la paperasse en trois exemplaires, décrocha le téléphone, appela le directeur et balaya les trois secrétaires qui faisaient habituellement barrage. Personne n'osait téléphoner au directeur, qui avait trois étoiles sur la casquette et six sur les manches, mais Cantoni se moquait des étoiles comme de sa première aiguille d'acupuncture.

Alerté par les minauderies tremblotantes des secrétaires en larmes, le directeur prit le téléphone et entendit Cantoni lui poser trois questions :

1) dois-je mettre, à votre avis, dans les trousses à remplir du citrate alpha-bétamide de synthèse plutôt que du citrate de méthyl-alpha-carbonate pur ?

2) la papier hygiénique sur son rouleau devait-il être rose, blanc, écru, vert pâle, ou carrément noir ?

3) lors de la visite médicale du roi à l'infirmerie-hôpital, devait-on demander aux enfants des écoles de venir chanter l'hymne national en agitant des petits drapeaux ?

Comme le directeur — on le comprend — le prenait de haut, Cantoni lui coupa la parole en lui disant : « En pleine épidémie de typhus, monsieur le directeur, j'ai cherché à la loupe les poux responsables dans les poils du pubis de la femme de Rommel, alors votre petit roi, pour moi ce n'est qu'un freluquet », et il raccrocha.

Le petit roi se fit une entorse du cou-de-pied en descendant du premier Mirage II qu'il venait de faire atterrir avec brio, et comme il paraissait souffrir beaucoup, on l'amena, boitillant, chez le docteur Cantoni. Le directeur, au bord de la jaunisse, n'osa pas téléphoner de peur de recevoir la deuxième rafale de la semaine ; la visite médicale d'aptitude s'était bien passée, sans aucune anicroche, et le roi n'eut même pas à utiliser le papier hygiénique bien placé sur son rouleau. Et voilà qu'il se tordait le pied comme un gamin ! Cantoni tâta la cheville royale qui avait doublé de volume et déclara que ce n'était pas la peine de déranger le radiologue ni le chirurgien général du Val-de-Grâce, ce qui fit beaucoup rire le roi, sympathique et sportif.

Avant que le monarque n'ait eu le temps de protester, ou simplement de poser une question, Cantoni lui enfonçait deux ou trois aiguilles dans le pied en les vissant bien comme si elles devaient traverser le membre de part en part... J'étais resté dans le bureau du médecin-chef quand le roi arriva ; pour la première fois, je voyais un roi de près, d'ailleurs, je ne devais plus jamais en approcher, et encore moins un monarque hérissé d'aiguilles.

En attendant que l'acupuncture agisse, Cantoni, gros et assoupi, commençait sa petite sieste habituelle et le roi en profita pour me demander pourquoi on lui avait ainsi planté des aiguilles sur la jambe. Dans son pays, on mettait des plâtres, on vous donnait des béquilles et au bout de huit jours, on marchait à nouveau normalement. Je lui expliquai que notre patron et moi-même plus modestement utilisions souvent l'acupuncture pour les affections de type fonctionnel, et qu'en principe, d'ici un quart d'heure, Sa Majesté marcherait tout aussi normalement qu'avant. D'ailleurs, la cheville du roi avait déjà dégonflé, les aiguilles pendaient lamentablement, je crus bon de les revisser un petit coup, sans rien demander à Cantoni, qui dormait bien, maintenant, et ronflait comme trois avions à hélices de tournage moyen.

Au bout de quelques minutes, j'ôtai les aiguilles et toussai un bon coup en agitant deux chaises métalliques afin de réveiller mon chef, qui ouvrit un œil et regarda le roi d'un air encore bien endormi en disant : « Qu'est-c'qui fout là çui-là ? » Le roi n'entendit pas, car il était trop occupé à faire fonctionner sa cheville redevenue « opérationnelle », il n'en revenait pas et sautillait de-ci de-là pour tester l'articulation. Souriant de toutes ses dents, il nous remercia chaleureusement en quittant le bureau. Cantoni me dit, en signe de conclusion : « Z'avez vu, il est rigolo ce roi, il saute partout comme un lapin. »

Le soir, lors du cocktail, le roi raconta à ses amis et au directeur du Centre d'essais l'aventure de sa cheville miraculeusement guérie par le docteur aux petites aiguilles « asiatiques », lequel docteur sirotait dans un coin un whisky bien tassé.

« Si le roi m'annonce d'ici quelques jours qu'il a eu une jambe infectée par vos aiguilles, siffla le directeur dans l'oreille de Cantoni un peu plus tard, vous entendrez parler de moi. — Et s'il n'a pas la jambe infectée, rétorqua le médecin-chef, c'est de moi que vous allez entendre parler, dans le Gotha. » Décidément, avec cet homme-là, on n'avait jamais le dernier mot.

Quand le roi partit, il y eut une petite cérémonie militaire, avec flonflons, drapeaux et clairons, nous étions tous alignés sur le tarmac en grande tenue et le roi passait devant nous, saluant gravement. Arrivé devant Cantoni, il lui fit un clin d'œil et agita comiquement sa cheville, puis il continua. Le directeur qui l'accompagnait et vit la scène dut en ressentir de la jalousie, car il faisait une tête à jaunir une photo.

« Il est rigolo, ce roi, il est foutu de m'inviter un jour pour que je soigne sa mère », dit Cantoni, en guise d'adieu à Sa Majesté.

6.

L'heure de la retraite approche comme la calomnie ; c'est d'abord un simple murmure, à propos d'un malade qui vous raconte quelque chose n'ayant rien à voir avec la question que vous lui avez posée. Autrefois, vous opiniez du chef poliment en vous disant avec délices en vous-même, « quelle chance, je suis à l'école de la patience ». Aujourd'hui, c'est un calvaire, la bêtise vous agace, vos médiateurs chimiques ont des ratés, et le malade n'est plus un ami à qui vous devez le réconfort, c'est un ennemi qui va vous tuer à petit feu. Ceux qui arrivent en avance vous énervent, vous grondez ceux qui arrivent en retard, quant à ceux qui arrivent à l'heure juste, vous leur dites qu'on n'est plus dans l'armée, leur exactitude vous rend nerveux. Voilà les premiers symptômes. Ensuite, vous devenez beaucoup moins judicieux sur les sacro-saintes lois de l'acupuncture qui vous ont étranglé pendant plus de trente-cinq ans, l'heure, le jour, la saison, le chaud, le froid, le haut, le bas, l'avant, l'arrière, le dehors et le dedans, la gauche et la droite, le pouls du cou pour ce qui est dehors, le pouls du poignet à droite pour ce qui est dedans, en tout plus de quatre cent trente-deux précautions à prendre, questions à poser, mélange de tout cela par rapport à un malade de sexe féminin, 30 ans, pas d'enfants, dépressive, mariée, stressée, boulimique, petite taille, urine peu, se réveille à trois heures du matin, mange peu à midi, déteste le sucre... Voilà les deuxièmes symptômes. Votre mélange sent le roussi, vous ne faites plus le poids pour trouver « le minimum de points à piquer pour le maximum d'efficacité ».

Et à ce stade vous n'êtes pas loin de revenir aux points tout ce qu'il y a de plus simple : quatrième de gros intestin : mal à la tête, septième de poumon : asthme, quarantième de vessie : sciatique, troisième du cœur : joie de vivre ; et ainsi de suite, tous les points que vous critiquiez au début de votre carrière d'acupuncteur, points des « aiguillothérapeutes », honteux sous-hommes de la médecine chinoise indignes de vivre : c'était le troisième symptôme !

On vous avait dit que cela vous arriverait, qu'un jour vous en auriez assez, que vous ouvririez enfin les yeux sur la grasse matinée, les voyages pour gens âgés de la mairie du XIIe arrondissement, le jardin potager, la promenade de Médor, le ron-ron de Minet, le mouron des petits oiseaux, le pain matinal des pigeons, le PMU, les croissants chauds, les informations du midi, le film de la 2, le jeu de la 3... Ça en fait des choses à faire quand on n'a plus rien à faire, mais il faut bien dire que ça a des relents de pompes funèbres.

Alors il n'y a plus qu'une solution, il faut continuer à satisfaire les anciens malades, qui reviennent toujours parce qu'ils n'ont confiance qu'en vous, parce que vous connaissez déjà tout ce qu'ils ont à vous raconter et ça fait gagner du temps ; les nouveaux, vous les envoyez à vos élèves, ravis parce qu'au début on a du mal à joindre les deux bouts du yin et du yang.

De quoi votre temps libre sera-t-il fait ? Il y a trois possibilités et vous pouvez vraiment les réaliser toutes les trois : 1. les violons d'Ingres encore nommés hobbies ; 2. le repos : sieste, ouverture tardive du cabinet, cures thermales ; 3. recherche d'autres subtilités de la médecine chinoise.

J'avais déjà des tas de hobbies, j'en avais même trop mais je les aimais tous, je continuerai donc à les satisfaire. Le sommeil m'a paru toujours être du temps perdu, selon la phrase célèbre de saint Vincent de Paul : « J'ai trop dormi. »

Alors je me mis à prospecter les autres subtilités de la médecine chinoise, et éventuellement à étudier d'abord le tai-chi-chuan, dont on dit tant de bien. Il s'agit d'un complexe « respiration-mouvement » qui remonterait au XIe siècle de notre ère, et qui s'exécute avec une concentration psychique toute particulière qui devrait amener l'individu, au bout de nombreuses années, à « réaliser l'unité intégrale de son être », selon Yang Chen Fou...

Je me rendis vite compte, en lisant l'excellent livre de James Kou, que j'allais mettre le doigt dans un engrenage terrible, mais cette fois, dans le but unique de me soigner moi, moi tout seul ! Jusque-là, j'avais choisi la médecine, qu'elle soit occidentale ou asiatique, pour soigner les autres, et je m'apercevais qu'en dix ans, je pourrais peut-être bien posséder cette sorte de danse lente gymnique avec participation psychique intense et qu'il me faudrait peut-être encore dix autres années pour l'enseigner à un groupe restreint de malades.

Je commençai par m'informer, on m'affirma qu'il était nécessaire de pratiquer de nombreuses séquences, bien enchaînées, à peu près quatre-vingts, en une demi-heure environ, ceci tous les jours, et au grand air, bien entendu. On me dit qu'en trois années, on pouvait posséder cet art, mais j'appris par la suite, de la part d'un grand maître de tai-chi-chuan, que ces trois ans représentaient en réalité une performance exceptionnelle de la part de quelqu'un de motivé, pour ne pas dire habité par le fanatisme. Il me dit qu'il allait me montrer un mouvement simple, décrire un cercle avec la main (le tai-chi, en réalité, est fait de milliers de mouvements en cercle), il le fit devant moi plusieurs fois et m'expliqua la position de départ, la façon de respirer, mais aussi l'esprit, le psychisme, le cerveau que l'on doit vider pour s'opposer à la sensation exacte des choses. Je me concentrai, pris la position, respirai comme il me l'avait dit, je ne parvins pas du tout à vider mon cerveau des idées défendues et je fis le geste.

Ce maître chinois était patient mais je compris que tout

avait été mauvais, ce qu'il me confirma avec beaucoup d'amabilité. Il me déclara que mon cercle n'était pas rond, que je respirais comme un phoque malade, et que ma motivation, si elle existait, tenait le bas de l'échelle, et il ajouta que « l'on ne parle pas de l'océan à la grenouille de l'étang », je ne méritais pas d'apprendre cette merveille qu'est le tai-chi-chuan, car je voulais seulement m'y intéresser sans une raison profonde (et là il leva le doigt vers le ciel) et très probablement pour me distraire. Il ne se trompait pas, le bougre, il avait lu dans mes pensées, et quand je le lui fis remarquer, il sourit à la façon des Chinois, c'est-à-dire avec une arrière-pensée un peu méprisante.

Après cette entrevue mémorable, je lus aux pages 48 à 53 du livre de Kou des tas de témoignages de gens contents ; tous vantaient leur sveltesse revenue, l'amélioration de leur arthrose, l'oubli des problèmes du moment, l'harmonie intérieure, l'amélioration des états dépressifs. On peut donc lire que les témoignages, à cent pour cent cette fois, allaient dans le même sens, le bon, alors qu'en acupuncture, chose que je connais un peu, on parvient à soixante-dix pour cent d'amélioration des douleurs, et à soixante pour cent des affections fonctionnelles, dans les cas les plus favorables. Je tombai donc aussitôt en admiration devant M. Kou. Le tai-chi-chuan devait, dans mon esprit, supplanter les petites aiguilles si l'on se fiait aux seuls témoignages recueillis. L'expérience ultérieure me montra qu'il n'en était rien, et les témoignages à propos du yoga confirmèrent l'enquête. On ne traite pas l'arthrose, ni les dépressions, ni les stases sanguines, et encore moins la « commande du cerveau aux membres ».

Le tai-chi-chuan est, en réalité, un ensemble très complexe de mouvements, d'exercices respiratoires, de comportement psychique particulier, dont le rôle bénéfique est certain, mais dont l'effet thérapeutique reste à prouver, car cent pour cent de témoignages favorables n'est guère courant en médecine.

J'ai connu au Japon d'autres mouvements rythmiques,

qui détendent, apprennent aux individus à mieux respirer, et qui se font sur les indications d'un simple moniteur. En quelques jours, on peut faire ces mouvements tout seul, les personnes interrogées sont très contentes, mais ne parlent pas d'action thérapeutique.

Mon désir de comprendre le tai-chi-chuan ne s'arrêta point à l'amère conclusion qui précède et lorsque j'eus l'occasion d'avoir l'avis d'un autre maître prestigieux, Tcheng Tchouan Jouei, de l'Institut de culture physique de Pékin, en 1966, je pensais en savoir un peu plus. Ce qui m'avait poussé à cette rencontre, hélas seulement par correspondance, c'est qu'en Chine on voit des milliers de gens de tout âge pratiquer cet art dans les squares et les jardins, d'une façon très appliquée, et pendant des heures. Je me disais, ayant toujours autant que possible mes deux pieds bien accrochés au sol, que si des gens passaient des heures à faire ces mouvements, c'est qu'ils y trouvaient un intérêt quelconque.

Tcheng Tchouan Jouei m'affirma que le tai-chi amenait bien sûr une sorte de bien-être, une meilleure façon de respirer, mais qu'il ne fallait pas s'imaginer que ces gens possédaient le vrai tai-chi « comme l'indique les livres ». Ils connaissent quelques mouvements, souvent fort mal exécutés, incomplets, sans rien de commun avec les quatre-vingt-cinq mouvements, le vide de l'esprit, le nord, le sud, l'est et l'ouest, les cinq éléments, les huit trigrammes, le ciel, la terre et l'homme, le Yi King, etc. Il me confirma qu'en Chine comme en Occident, il y a ceux qui pratiquent à trente pour cent, ceux qui font du cinquante pour cent à la rigueur, mais personne ne peut pratiquer à cent pour cent.

En médecine chinoise, et pour la seule acupuncture, on peut affirmer qu'une séance d'acupuncture comprend, dans les meilleurs cabinets : la prise des pouls pour en chercher les vingt-huit formes de Wang Chou Houo, l'examen précis de la langue, l'examen-palpation de l'abdomen, le questionnaire sur les cinq éléments, le calcul des points ouverts ou fermés, en fonction des caractères subtils de l'année en cours, de la saison, du mois, du jour, de l'heure, etc.

Pour effectuer en une heure cette séance d'acupuncture, il faut quarante années d'expérience avec une intense motivation. Nous ajouterons, en conclusion, que pour effectuer parfaitement les quatre-vingt-cinq séquences du tai-chi-chuan pour atteindre les bienfaits sur l'arthrose ou sur toute autre affection même courante, il faut aussi, disons, vingt ans de pratique (avec un maître pour corriger vos mouvements en permanence). Cette conclusion est celle du maître Tcheng Tchouan Jouei lui-même, et il a ajouté : « Sinon les gens ne font qu'une banale danse lente qui relaxe un peu. »

Il y a de quoi être catastrophé et je l'étais quand je rencontrai un de mes bons vieux élèves qui me confia qu'il venait d'avoir, à Millau, des ennuis avec un médecin acupuncteur qui ne tolérait pas qu'un kinésithérapeute plante des aiguilles, ce qui avait amené mon jeune disciple à apprendre ce qu'il appelait le qi gong ! Il m'en parla avec tant de fougue que je décidai de chercher dans ce nouvel art chinois quelque chose de plus accessible que le tai-chi-chuan, lequel se trouvait, d'après moi, au même niveau de complexité que l'acupuncture.

Ayant eu l'occasion de correspondre, et même un jour de rencontrer Catherine Despeux, dont la spécialité de grande sinologue me parut tout à fait méritée, j'achetai très vite son livre, *La Moelle du phénix rouge**, où l'on peut, en quelques semaines, assimiler l'ensemble du qi gong, encore nommé « la mémoire du souffle ».

J'allais me rendre compte, une fois de plus, que cette curieuse méthode, tout comme le tai-chi-chuan et l'acupuncture, demandait des années d'études et presque un quart de siècle pour se perfectionner, et en maîtriser la pratique.

Un de mes anciens élèves, que je soupçonnais d'être un

---

* Guy Trédaniel, éd. de la Maisnie, Paris, 1988.

ésotérique exacerbé, familier des zodiaques chinois et de numérologie asiatique, me fit le plaisir de me montrer quelques phrases du qi gong, « fameuse science bioénergétique », m'affirma-t-il, quoique postérieure à l'acupuncture.

Popaul, acupuncteur amateur, jonglait avec les méthodes asiatiques comme Raymond Devos joue si bien avec les mots, passant du yoga au judo, flirtant avec le viet vo dao et le kendo, butinant l'acupuncture un peu plus que le tai-chi-chuan, mais beaucoup moins que le fameux qi gong. Il me fit asseoir à la place d'honneur de son cours théorique et me mit plusieurs fois mal à l'aise en citant mes modestes travaux ; puis il se laissa aller à sa leçon et affirma quelques grandes vérités sur cet art mystérieux. « Nous avons étudié récemment le qi gong gymnique, disait Popaul, et hier encore les techniques du souffle vous sont apparues comme extraordinaires (les élèves approuvèrent du chef à l'unanimité). Il faut, en effet, savoir ouvrir la bouche et réciter mentalement le son ''HE'', afin de cracher le souffle nocif du cœur, puis inspirer pour compléter le souffle originel. » Ensuite Popaul rappela, à l'honorable assemblée que nous formions, l'importance de ce qu'il appelait « la petite révolution céleste ». « Dès le saut du lit, au petit matin, le visage tourné vers l'est, il faut se livrer à six respirations, ce qui guérit totalement toutes les maladies oculaires. Si vous avez une maladie grave, vous devez par contre réciter les sons HE, HU, SI, XU, XI, CHUI, cinquante fois, puis vous rincer la bouche, fondre la salive, avaler les sécrétions organiques, grincer des dents, et recommencer dès le début, ceci neuf cents fois. » (D'après *La Moelle du phénix rouge*.)

Bien qu'acupuncteur, un peu familier des termes tarabiscotés de la pratique des aiguilles dans les textes anciens bien traduits, je n'arrivais pas à comprendre comment le plus ouvert des universitaires pourrait un jour prendre le qi gong par un bout pour en faire l'autopsie et trouver dedans quelque ressemblance avec la plus petite des données occidentales.

Je n'étais pas au bout de mes peines, et Popaul m'affirma

qu'il considérerait comme une insulte personnelle mon absence au cours suivant sur « l'alchimie intérieure », ultime phase du qi gong, qu'il résumerait à mon intention. Comment refuser ? Combien de fois avais-je prié un médecin ami d'assister à mes conférences d'ordre général sur l'acupuncture ? Quelques-uns étaient même devenus des adeptes, puis des disciples, car il existait, dès les premières leçons, des signes et des mots permettant d'« accrocher » ce système de soins. Bien des formules restaient exotiques, mais à un moment donné, et malgré tout, on plantait une aiguille dans un but thérapeutique.

Popaul commença son cours suivant par le premier exercice nommé « Mao Xuan Han dompte le tigre et soumet le dragon » et dit, en me regardant, que le tigre représentait le corps et le dragon l'esprit ; le premier était foie, bois, est, le second, poumon, métal et ouest. Enfin, je tenais une comparaison avec l'acupuncture, des noms occidentaux venaient de surgir, foie, bois, poumon, métal, j'en souriais d'aise, j'allais pouvoir assimiler qi gong et aiguilles, cinq éléments avec alchimie intérieure. Popaul dut le sentir, car il réclama une minute de silence pour remercier le Bouddha Gautama, père de toutes choses...

Hélas, la suite fut tragique, car j'appris qu'il y avait douze positions de base, couché sur un côté puis sur l'autre, les mains obstruant le méat urinaire, orteils recroquevillés en crochet ou non.

Je crus un instant revenir à l'espoir, quand Popaul nous dit de noter comment on soignait les furonculoses ; je me dis que ma patience allait trouver sa récompense : « Restez assis en tailleur, entendis-je, soutenez le flanc gauche avec le poing gauche et posez la main droite sur le genou droit. L'esprit concentré, visualisez avec la pensée la circulation du souffle parvenant à l'endroit malade, à gauche pendant six respirations, et à droite pendant six autres respirations. » Popaul ajouta qu'il s'agissait du procédé Wei Po Yang mais qu'on pouvait affirmer que le poing droit devait soutenir le flanc droit et non le contraire, ce qui me fit plaisir, car le foie est à droite.

Je ne pus m'empêcher de penser à cette expérience de mon vieux maître bordelais, le professeur Delmas Marsalet, qui demandait aux enfants couverts de verrues de les contempler en essayant de les compter, d'abord de gauche à droite, puis de droite à gauche. Il faisait pratiquer ces gestes tous les matins, aux gosses de la salle 9, à l'hôpital des Enfants Malades de Bordeaux, et j'ai assisté, avec mes camarades, à la disparition quasi totale des verrues !

À l'époque, les hôpitaux étaient remplis de bonnes sœurs à cornette, au cœur dur et pur, au geste doux et au verbe brutal. Ces braves filles travaillaient de l'aurore au crépuscule et mouraient à la tâche, à un âge où nos infirmières antillaises étaient déjà rentrées au pays depuis longtemps pour y savourer une retraite méritée. En voyant disparaître les verrues des enfants, ces bonnes sœurs se signaient dix fois de suite, parlaient de machination diabolique, prenaient en grippe le professeur Delmas Marsalet, et recatéchisaient ces pauvres gosses par des prières répétées à l'infini.

J'appris ensuite qu'en cas de céphalée ou de trouble de la circulation sanguine, il suffisait d'appuyer ses mains sur les deux genoux, en position « assis en tailleur » en tournant le cou et le dos vers la gauche et en faisant mouvoir le souffle pendant douze respirations. Puis on faisait de même à droite. Cela me plut, car il s'agissait d'une sorte de gymnastique. Mais je rechignai quand Popaul affirma que toutes les maladies disparaissaient lorsque, toujours assis en tailleur, on se frottait « les deux poings sur les côtés de la poitrine neuf fois en effectuant neuf respirations » !

Après quelques cours de ce genre, je sentis qu'il fallait expérimenter la chose et ne pas faire comme ceux qui s'étaient moqués de l'acupuncture sans même l'essayer parce qu'elle contenait quelques phrases ésotériques incompréhensibles.

J'avais expliqué un jour à un professeur de médecine,

favorable aux médecines complémentaires, que l'année comprenait quatre saisons et que tout laissait penser que les organes passaient par des périodes de repos et d'activité en fonction de ces saisons. Je lui montrai les dosages saisonniers des SER hépatiques au printemps, du débit cardiaque en été, des obstructions respiratoires à l'automne, ainsi que de nombreuses études occidentales pratiquées sur ces données, il en fut enchanté et convaincu. Je lui montrai alors un texte chinois qui traduisait en langage ésotérique ce que je venais de lui expliquer : « Le cœur en été ou le foie au printemps » devenaient « L'empereur dans la saison », l'organe précédent, « la mère », l'organe suivant, « le fils », le professeur ne comprenait plus rien et découvrit ce jour-là le travail qui consiste à interpréter les textes. « Qui me dit que ce texte a été bien interprété ? » me demanda-t-il, et je lui répondis qu'après bien des hésitations et des erreurs, des générations de praticiens avaient traité des malades en fonction des interprétations. Quand le malade s'améliorait très vite et d'une façon spectaculaire, on pouvait affirmer qu'il s'agissait de la bonne interprétation. Il avait fallu près d'un demi-siècle pour sortir ainsi l'acupuncture de sa gangue, maintenant on pourrait en faire, presque, une science exacte.

Je me dis en conséquence, après avoir repensé à cet épisode, avec le professeur, que je devais tenter l'expérience du qi gong, et j'en chargerais un élève connu pour son sérieux et surtout son incrédulité, en fonction d'un vieux proverbe qui mériterait d'être chinois : « Celui qui a planté amoureusement des cerisiers et les a arrosés de sa sueur trouvera toujours que leurs cerises sont les meilleures du monde ; mais son voisin qui aime les fraises vous dira que ces cerises sont quelconques. »

Georges pratiquait l'acupuncture avec gravité et détestait les manières chinoises de ne pas appeler un chat un chat. Il se jeta sur les cinq exercices de qi gong que j'avais choisis avec le regard triomphant du gladiateur qui vient de déchirer le filet du rétiaire et d'en casser le trident. Je lui avais donné à étudier :

— le Wei Po Yang qui soigne les douleurs du dos et du bras (on s'assied sur un tabouret, la jambe droite étendue et la gauche pliée en arc, la main gauche levée, se frotter le ventre avec la main droite, respirer douze fois lentement) ;

— le Xie Zhi Han qui traite la fatigue (assis en tailleur, les deux poings posés sur les flancs à la hauteur du cœur, concentrer sa pensée, et visualiser le souffle circulant à gauche pendant vingt-quatre respirations, puis à droite pendant vingt-quatre autres).

Les trois autres mouvements taoïstes traitaient, avec des gestes de ce genre, les céphalées, les diarrhées, les constipations.

Georges s'acquitta de sa tâche avec beaucoup de patience et choisit pour cela des patients suffisamment connus de lui pour admettre leur sort de cobayes mais fiers de participer à un essai thérapeutique sans précédent, plein d'ésotérisme toutefois.

Au bout de six mois, plus de soixante cas furent étudiés, et Georges poussa le sérieux jusqu'à essayer lui-même quelques formules supplémentaires réputées pour agir sur des symptômes qui le gênaient.

Enfin, en questionnant une bonne trentaine de malades ayant suivi les mouvements en question, nous avons constaté, malheureusement, que les résultats de cette « gymnastique » étaient bien décevants.

Et pourtant, depuis l'an 647, ces mouvements taoïstes existent en Chine et ont une réputation qui ne fait que grandir depuis. Hélas, contrairement à l'acupuncture, pour laquelle d'innombrables recherches scientifiques ont été élaborées et publiées, aucun résultat d'études, ne serait-ce que théorique, n'est venu confirmer les textes de Sima Chengzhen, de Zhou Lü Jing ou de Hou Shan Yuan, vénérés en Chine pour leurs écrits. Depuis 1955, le qi gong est enseigné dans de nombreuses universités chinoises et pratiqué dans beaucoup d'hôpitaux de ce grand pays.

Un dernier bastion restait à enlever et il était de taille, la pharmacopée chinoise, qui recélait, paraît-il, des merveilles de remèdes bizarres, complexes, d'origine mystérieuse. En fait, sur ce vaste sujet, je ne connaissais qu'un seul médicament chinois, le gingseng, pour lequel mon idée était faite : un seul gingseng existait, celui que l'on va chercher loin, profond, qui vaut une fortune, et que l'on ne trouve nulle part dans les pharmacies, pas plus que les belles et grosses truffes dans les supermarchés de banlieue.

J'ai pris du gingseng deux fois dans mon existence, et il m'a été offert, pour service rendu, par des gens importants dont une grande dame vietnamienne et un Japonais de Kyoto. Le dernier gingseng venait de Corée du Nord et j'en ai grignoté un morceau gros comme un petit pois, il avait été trouvé quarante-huit heures auparavant ; le premier était du jour même, ramassé à la frontière chinoise, près de Ou Neua au Laos. Je n'en avais pas dormi tant je me sentais fort et enthousiaste, infatigable et vigilant au cours d'une chasse qui dura trois jours ; les autres tiraient la langue pour me suivre et me crurent drogué. Je ne ressentis après cela aucun effet secondaire, il s'agissait de vrai gingseng, je n'en ai plus jamais rencontré. Comme je posais les questions que l'on devine, un vieux Tonkinois me raconta qu'au cours d'un voyage à Hong Kong, il avait goûté du café qu'il compara à de l'eau boueuse sucrée. Puis un autre jour, un Italien d'Hanoi lui fit boire une sorte d'expresso de son cru : « Le gingseng, c'est la même chose, disait le Tonkinois, café est un mot qui ne veut rien dire comme amour, vérité, travail, amitié. »

Depuis, quand je passe devant une pharmacie où l'on vend du gingseng, je regarde le prix et je souris intérieurement.

Il y avait pourtant dans tous les pays d'Asie où je suis allé des officines chinoises, sortes de capharnaüms odorants pleins de sacs, de feuilles séchées, de brochettes de crapauds, des lézards raides et momifiés pendus au plafond, pour ne citer que les choses connues. Le reste flottait, coulait, dans un ensemble innommable de liquide sirupeux, où surnageaient des amas blanchâtres, vivants ou morts.

Munis de papier où se trouvaient griffonnés quelques idéogrammes, les gens, patients, attendaient que les « pharmaciens » découpent, tailladent, réduisent en poudre et humectent des assemblages de toutes sortes, animaux, végétaux et minéraux. Souvent, les malades avalaient sur place des pâtes verdâtres avec résignation, beaucoup d'enfants pleuraient à l'approche de ces horreurs pharmaceutiques, et je me souvenais alors de la fameuse cuillère à soupe d'huile de foie de morue matinale de mon enfance, qui ne me fit jamais grandir d'un seul centimètre.

À Hong Kong, j'avais eu à un moment donné une migraine tenace, rebelle à l'aspirine, ramenée prudemment d'Indochine, où les pharmacies sont françaises. Je demandai à l'hôtel l'adresse d'une pharmacie et l'on m'envoya sur la rue du « pont de la lune », dans une espèce d'entrepôt baptisé Apothek pour faire occidental. À cette latitude, tout le monde parle anglais, heureusement, et je n'eus aucun mal à expliquer mes symptômes, la migraine, gauche, lancinante, etc. Le Chinois hochait la tête en souriant, sans m'interrompre, comme on fait toujours dans ce pays, même si l'on ne comprend pas ce que vous dites. Ensuite, le Chinois me demanda si j'avais le feu du foie, le yang en excès à la vésicule biliaire, et toutes sortes de questions saugrenues dont je n'avais à l'époque aucune idée, puisque je ne pratiquais pas encore la médecine chinoise ; il me prit alors le pouls, me regarda dans les yeux, me fit tirer la langue, palpa mon cou et finit par dire quelque chose comme Fongfeuchihuatongtuangfimou, avec le doigt levé au plafond en signe de réflexion profonde, et un sourire méprisant.

Puis il alla sur le comptoir, pila des choses dans un mortier, les arrosa d'un liquide infâme et me tendit bientôt une potion noire comme l'enfer et épaisse comme de la pommade antivariqueuse. J'aurais préféré dix cuillerées à soupe d'huile de ricin ou vingt d'huile de foie de morue et ne pouvais m'empêcher de penser à ces marins français qui avaient piétiné et cassé le palais d'été au temps de la révolte des Boxers.

Ce Chinois pharmacien ne profitait-il pas de ma douleur et de mon isolement pour venger la vieille Chine souillée par les brodequins de nos troupes coloniales ? Après, hop, on jette votre cadavre à la mer, ni vu ni connu, cela fait toujours un « diable étranger » de moins, j'étais en train de virer à la panique ! Mais un vieux fonds de colonialisme remonta du fond de mon estomac pour permettre le passage de cette soupe, il ne fallait pas perdre la face devant cette espèce de squelette jaunâtre qui souriait curieusement en voyant mon hésitation.

On ne peut pas avaler de la pommade d'un coup, comme on le fait avec un fond de whisky, avec un grand coup de mâchoire en haut et en arrière, et la déglutition de ce coaltar chinois prit du temps, des efforts, de la patience, et de la résignation, donc près de dix minutes. Le prix de la potion accéléra la descente, car ce n'était point gratuit, je sortis avec l'impression d'avoir avalé un poulet avec ses plumes ! Mais je dois reconnaître que la migraine cessa en quelques heures et je me sentis léger comme un ballon-sonde météo.

Quand j'en parlai, quelques jours plus tard, à M. Anette, notre ami français de Hong Kong, je m'entendis traiter de fou, de cinglé, et d'homme de peu de foi, car la colonie occidentale, me dit-il, dans ce pays, n'allait dans les pharmacies chinoises que pour y faire des photos souvenirs.

Ma quête de renouveau buta sur la complexité de la pharmacopée chinoise, la façon de cueillir les plantes (le matin ou le soir, à l'ombre ou au soleil), la façon de les absorber (froides, tièdes, chaudes, en décoction, en infusion, en macération, d'un coup, en plusieurs fois), la façon de les conserver (à la lumière, dans le noir, longtemps, peu de temps).

Mon pharmacien chinois avait changé l'eau deux fois, chauffé puis refroidi, secoué sa potion ; en France, les médicaments chinois d'aujourd'hui sont mis en gélules, en dragées, en sirops, dans de jolies boîtes colorées, des laboratoires pharmaceutiques en vendent. Il est interdit de vendre et de prescrire des ingrédients qui n'ont pas reçu l'aval des services spécialisés.

Mais on entend peu parler de patients favorables à cette catégorie de traitements, bien que de nombreux confrères se soient spécialisés dans cette matière : la pharmacopée chinoise. Ce que l'on sait, par contre, c'est la quantité énorme de remèdes occidentaux vendus par l'Europe et l'Amérique aux pays d'Asie, avides apparemment de médicaments plus simples à consommer. L'Occident n'aurait-il pas franchi de son côté le passage étroit entre la plante à l'état pur, fragile et difficile à préparer, et le médicament de synthèse moderne concentré et facile à consommer ?

On comprend qu'une science comme l'acupuncture ait réussi finalement à percer, en un demi-siècle, car elle apportait quelque chose de nouveau, de précis, cliniquement et scientifiquement étudié. La pharmacopée chinoise comprend-elle des nouveautés absolues, ou bien n'est-elle point une phase de développement qui aboutira à une pharmacologie originale et tout à fait différente de la nôtre ?

Jusqu'aux années cinquante, je pensais que ces pharmacopées antiques n'existaient plus guère, sauf peut-être en Afrique, chez les griots, ou en Amazonie, chez les sorciers.

En arrivant en Indochine, j'avais aperçu des pharmacies chinoises à Cholon, dont les Vietnamiens, très franco-américanophiles, se moquaient en riant grassement avec l'air de supériorité du fameux âne qui portait les reliques.

Puis, on m'emmena, un jour, à la chasse au tigre et l'un de mes amis eut la chance d'en tirer un gros, un vieux méchant devenu dangereux pour les enfants dans les villages. En effet, à l'époque, le tigre « On Cop », le seigneur de la jungle, se faisait rare et une grande préparation présidait à son assassinat autorisé. Il fallait d'abord tuer un cerf, l'attacher solidement à un arbre pour que le tigre ne le traîne pas ailleurs, le laisser pourrir quelques jours, et venir s'installer dans un trou en face du cerf mort. Ce jour-là, mon camarade eut la chance de tirer juste et le tigre méchant fut fusillé comme un traître.

Un spécialiste vint découper la peau, il nous la donna pour la remettre à un tanneur connu de Saigon, et nous enveloppa le reste du tigre dans un grand sac, pour l'emmener chez un Chinois de Dalat, pharmacien de son état.

Reçus à bras ouverts par le vieux commerçant, nous avons assisté ce jour-là à la fabrication de médicaments, les os calcinés pour tonifier les os, les moustaches de tigre pour nettoyer les dents, le foie pour donner aux enfants la force du tigre, la rate pour les anémiques. Le vieux pharmacien nous remit la modeste somme de cinq cents piastres, ce qui nous payait une partie de la chasse, les porteurs et même les cartouches. Un tigre est pour un pharmacien chinois l'équivalent d'un kilo de belles émeraudes pour un joaillier hollandais. Il en tire des centaines de grammes de poudre, des litres de potion et des kilos de viande séchée médicamenteuse. On croit encore dans la campagne chinoise, et peut-être n'a-t-on pas tort, que tout ce qui vient du tigre est noble, donne de la force et du courage. Un de nos guides, que nous emmenions souvent en avion dans les régions de chasse, ne manquait pas de faire boire au pilote avant le décollage une potion de foie de pigeon, agrémentée de poudre d'os de grue et d'un soupçon d'ailes d'abeilles pilées, toutes médications issues d'animaux volants. Si le pilote avait refusé la boisson, le guide, Tonkinois un peu attardé mais irremplaçable, ne nous aurait pas accompagnés et notre chasse en eût été différée.

Ayant gardé quelques amis dans la région de Saigon, je suis souvent sollicité pour envoyer là-bas de nombreux médicaments que les laboratoires français nous donnent sous la forme d'échantillons avec beaucoup de gentillesse. Nous acheminons ainsi, à plusieurs, des caisses entières de remèdes occidentaux, très efficaces, paraît-il, et dont on nous remercie chaleureusement. N'y aurait-il plus de tigres, de lézards, de crapauds, dans ces pays ? N'est-il pas amusant de constater qu'en France, nous faisons de l'acupuncture et nous servons de la pharmacopée chinoise tandis que là-bas, on utilise de plus en plus la médecine occidentale ? On se demande après cela pourquoi les Asiatiques nous prennent quelquefois pour des « Dingué Dao », des foufous.

Après trois échecs retentissants dans la recherche d'une autre forme chinoise de médecine complémentaire, je me dis que mon temps n'avait pas été tout à fait perdu.

L'acupuncture, le tai-chi-chuan, le qi gong et la pharmacopée se valaient largement l'un l'autre et il fallait pour chacune des quatre spécialités un minimum de cinq ans d'études et de cinq années de pratique journalière, avec de bons enseignants très anciens, pour parvenir à une maîtrise correcte. Loin de dénigrer la spécialité des autres, je me dis qu'il est impossible d'en pratiquer à la fois ne serait-ce que deux, comme il me paraît impossible de pratiquer correctement en même temps la chirurgie et la dermatologie, ou la rhumatologie et la pédiatrie.

Quant à pratiquer une seule de ces disciplines après seulement trois ans d'études, c'est affirmer que l'on va apprendre à écrire et à parler le chinois en un an. Nous apprenons d'ailleurs à travers les histoires des écrivains chinois antiques qu'un malade était traité à l'époque par plusieurs médecins et un apothicaire, chacun apportant le fruit de sa connaissance.

Enfin, il nous appartient de parler de ceux qui ne sont pas tout à fait des charlatans, car ils sont souvent sincères et sympathiques, quelquefois illuminés, toujours un peu dangereux. Ayant beaucoup lu et beaucoup retenu, ils ont tendance à créer des théories où se mêlent les divinations et les mutations du fameux Yi King, jonglant avec les hexagrammes, les signes du zodiaque chinois et les calendriers célestes antiques. Ils mélangeront des plantes coupées avec un couteau orienté vers le sud et tiendront l'aiguille d'acupuncture à dix centimètres au-dessus de la peau en disant que l'énergie passe « encore mieux » dans le point chinois, sans aucun contact avec le corps !

J'ai même vu d'excellents praticiens se laisser aller, sur le tard, à la curieuse manœuvre qui consiste à mesurer la résistance cutanée avec un ohmmètre sur les doigts de la main gauche pour savoir si le médicament chinois ou homéopathique que vous tenez, caché, dans la main droite, est bon ou inutile pour la maladie que vous avez. J'ai vu de bons camarades mesurer le halo de l'effet Kirlian (qui existe vraiment) sur les orteils et affirmer l'excès ou le vide de l'énergie des méridiens chinois qui courent le long des membres. Je suis allé jusqu'à faire des mesures de mon côté sur ce curieux phénomène, sans confirmer cette façon de faire des « diagnostics » avec un halo très aléatoire, « sensible » à l'extrémité des doigts. J'ai fait la connaissance d'un monsieur qui polarisait l'eau en « la modulant par des radars » pour en faire de l'eau yin et de l'eau yang, disait-il. Ce monsieur nous a surpris vraiment en arrosant des plantes avec de l'eau yin la nuit, yang le jour ; et comme s'il s'agissait d'hectares entiers réservés à des études agricoles, nous avons été obligés de constater chaque fois que les végétaux ainsi arrosés dépassaient largement en taille ceux qui avaient été arrosés avec de l'eau ordinaire ! Hélas, ce monsieur a extrapolé trop vite et a prononcé quelques phrases regrettables sur les diagnostics des maladies chez les humains et leur thérapeutique, les essais ont été négatifs à cent pour cent dans le domaine humain.

J'ai, enfin, suivi longtemps un praticien chinois qui disait maîtriser la palpation des pouls, appris depuis sa plus tendre enfance avec son père, vieux Chinois traditionaliste dont le grand-père soignait jadis non seulement la vieille impératrice Tseu Hi mais aussi le fameux dernier empereur Pou Yi, à la bien triste destinée.

Je m'étais précipité avenue d'Italie, où il habitait, après l'avoir rencontré à Madrid dans un congrès d'acupuncture et longtemps parlé avec lui. Il me dit que mon nom se disait en chinois « Bon sann loué lou » et signifiait « le trésor caché sous la montagne ». Je lui répondis poliment que si trésor il y avait, je le croyais caché surtout par une montagne d'ignorance et que je comptais beaucoup sur lui pour pelleter un peu avec moi et le dégager.

Ce Chinois me reçut par la suite, de temps en temps, et je le vis chez mon maître Duron quelquefois, avenue du Maine, car il préparait un livre sur l'acupuncture, livre qui devait se révéler être totalement l'œuvre de Duron, ce que notre Chinois oublia d'ailleurs de signaler...

Ce maître ès pouls me faisait palper les pouls des membres de sa famille, car il n'exerçait pas, ayant une autre activité lui permettant de gagner sa vie. Il me décrivait ce qu'il ressentait, lui, sur l'artère radiale de son fils, là où je ne sentais absolument rien d'autre qu'une artère qui bat, un peu mollement, avec quelques vibrations surajoutées, et avec un tonus qui diminuait quand on remontait le doigt le long de l'artère, vers le coude. Il me dit que cela représentait un début, certes prometteur, mais qu'il faudrait encore des années pour me perfectionner ; si je voulais, contre une légère rémunération en liquide et hebdomadaire, je pourrais venir prendre des leçons pendant trois ou quatre ans. J'aurais sauté de joie si ces façons ne m'avaient pas rapidement découragé et ses prix augmenté de semaine en semaine.

« Je sens sur le pouls II du poignet droit, en appuyant très peu, comme un petit ver qui serpente en travers de l'artère, et qui aurait environ un millimètre et demi de long ! Si j'appuie plus fort, j'en sens un autre dessous, légèrement plus court », disait-il, les yeux fermés. Si je m'étais écouté, je lui aurais demandé si ses vers avaient les yeux bleus, mais en bon élève, je haussais les sourcils en signe de béate admiration.

Quand je palpais à mon tour le poignet en question avec des précautions infinies, je ne sentais point les bestioles, peut-être déjà éloignées, tout au long de la circulation sanguine... Puis ce furent des cheveux dans le courant du pouls III à droite, comme une tôle ondulée de trois millimètres de large qu'on agiterait, enfin, un grésillement dans l'oreille à la palpation du pouls au poignet gauche, cette fois au pouls I.

Le maître m'affirma qu'en piquant tel ou tel point correspondant aux pouls précités, on pouvait guérir la plupart des maladies, les prévenir toutes, arrêter les cancers au début, stopper les péritonites, faire grossir les maigres et maigrir les gros.

Je devinais chez cet homme au costume râpé, dans son deux pièces-cuisine, au sixième étage sans ascenseur, une telle immense sagesse que je ne retournai plus suivre ses leçons, trop élevées dans tous les sens du terme. Je me disais qu'une telle pauvreté avec cet énorme savoir cachait peut-être un renoncement admirable.

Celui qui diagnostiquait les maladies en jouant avec les baguettes d'achillée, sorte de jeu de Mikado avec des baguettes chargées de caractères chinois, me parut dangereux, car il recherchait dans le Yi King l'explication des idéogrammes, qu'il interprétait comme un mage, avec ses longs cheveux blancs qui lui descendaient dans le dos et un gros crâne chauve sur le dessus.

Mais le plus fort, ce sont les réflexions que j'entendis chez quelques-uns de ces étranges acupuncteurs, réflexions des patients qui se déclaraient tout à fait améliorés, pour ne pas dire guéris et transformés. Je vis ainsi arriver trois vieilles dames, squelettiques, à l'odeur bizarre, les yeux au fond des orbites et vantant le régime dit numéro 7 d'Oshawa, qu'elles suivaient depuis trois mois, « avec un succès extraordinaire ». Elles me dirent qu'on ne devait pas boire d'eau du tout, et manger du riz, décortiqué ou non, en mâchant cent fois chaque bouchée, ceci en respectant au maximum la pensée du « maître ». Je sus par la suite que deux des trois demoiselles avaient rejoint inopinément leurs honorables ancêtres, la troisième n'ayant survécu que parce qu'elle mangeait du chocolat et buvait du vin rouge, en cachette, la nuit.

De nombreuses grandes théories, comme la macrobiotique, la sensitivothérapie, la colorimétrie auriculaire, ont ainsi disparu plus ou moins après avoir été mal comprises, mal appliquées et quelquefois exploitées honteusement par des individus plus ou moins recommandables.

Déjà, en mettant le doigt dans ce dangereux engrenage, les praticiens s'engageaient dans des techniques très éloignées de la médecine, même chinoise, et nombreux sont ceux qui sont devenus des charlatans.

Mais cela ne veut pas dire que ces techniques, quelles qu'elles soient, n'aient point un quelconque substratum véritable, une valeur certaine ! Hélas, il y aura toujours entre les Asiatiques et les Occidentaux ce mur que représente parfaitement la Muraille de Chine, et qui nous empêche de nous comprendre. Peut-être existe-t-il vraiment dans le Yi King, dans le qi gong, dans la pharmacopée chinoise, des trésors authentiques que même les Chinois d'aujourd'hui ne peuvent repousser vers la surface. Il y a eu peut-être trop d'années vides ou agitées entre le Savoir des anciens et la pensée d'aujourd'hui, et la vérité s'est perdue.

Épilogue

Voilà bientôt soixante-dix ans que Cocteau entrait chez Soulié de Morant, dans son pavillon de Neuilly, pour une sciatique rebelle ; Marguerite Moreno, fabuleuse actrice, future Folle de Chaillot, l'accompagnait. Colette, Raimu, le public parisien et tous les grands de la scène, de l'écran naissant, connaissaient ce thérapeute extraordinaire qui obtenait des résultats spectaculaires avec de petites aiguilles d'or et d'argent.

La vieille acupuncture chinoise venait d'entrer en France, hélas, non pas par la grande porte des facultés, mais par celle des milieux artistiques, de la littérature, de la poésie et du spectacle.

Après ce stade pour le moins étonnant d'un épanouissement, en principe réservé à la science, la fantaisie devait encore présider un moment aux destinées de l'acupuncture, et c'est au cours de l'année 1947 qu'une grande clinique de Chicago contacta Soulié de Morant. Les Américains avaient entendu parler de cet homme étonnant, sinologue et ancien diplomate, au nom très représentatif, qui possédait apparemment des dons particuliers et une compétence mystérieuse.

Aux États-Unis, toutes les idées sont exploitées dans la mesure où les résultats des essais sont indiscutables, et les preuves de l'efficacité du sujet étudié sont recherchées tambour battant. Il n'y a pas, dans ce pays, de grands personnages au menton levé, à l'air sévère, engoncés dans des faux cols rigides, qui font la pluie et le beau temps par un geste, un mot, un sarcasme.

On ne voit pas ces étudiants, internes et confrères respectueusement groupés autour d'un maître qui pérore en claironnant de ces phrases qui détruisent la réputation d'un homme, d'un service, d'un laboratoire, du genre : « Untel veut regarder à l'intérieur des malades avec un appareil RA-DIO-LO-GIQUE ! Quelle indécence intolérable, on devrait l'enfermer chez les fous. »

En Amérique, quand on entendit prononcer le mot acupuncture, on fit une enquête discrète et on décida de mettre en marche une série d'études. Hélas, Soulié de Morant eût été dans cette affaire un simple conseiller travaillant sous la conduite de médecins, n'étant pas lui-même docteur en médecine. Il refusa l'offre qui lui était faite, les États-Unis venaient de perdre l'occasion unique de développer chez eux un nouveau moyen thérapeutique.

On est en droit de penser aussi que Soulié de Morant préférait probablement garder pour son pays cette forme remarquable de traitement, se disant qu'avec un peu de temps les Français finiraient par admettre cette science si utile pour les malades. Il connaissait déjà, dans les milieux médicaux, de très nombreux médecins, des professeurs de faculté, des gens influents, et devait espérer l'épanouissement de l'acupuncture en quelques années.

C'était mal connaître ce milieu fermé, autoritaire, peuplé, à l'époque, de véritables mandarins grenouillant — c'est le mot — dans un sous-sol feutré et grouillant d'intrigues, d'affaires, d'avantages et de privilèges gagnés à la pointe de langues de vipères.

Puis un événement douloureux vint frapper celui qui luttait pour diffuser ce que l'on peut désigner comme une cause juste ; un de ces élèves, sans doute intrigant et paranoïaque, comme il y en a dans les milieux d'argent, attaqua carrément Soulié de Morant devant les tribunaux pour exercice illégal de la médecine !

Il faut avoir passé des semaines entières à inculquer

l'acupuncture à des jeunes gens pour se rendre compte de ce que cela représente d'efforts, de paradoxes à expliquer, de difficultés, pour assurer des parallélismes logiques entre les notions chinoises et occidentales. Mais aussi quelle joie et quelle satisfaction ressent-on lorsqu'un de ces élèves devient un praticien actif, compétent, ouvert et bon, à qui l'on peut adresser dorénavant des patients.

Et quelle peine lorsqu'un de ces disciples si expérimentés devient un Judas, un calomniateur, un véritable ennemi qui veut pour lui tout seul la Connaissance, méprisant alors ses maîtres et ses confrères. Il faut avoir rencontré ce genre d'individus peu recommandables pour connaître alors la déception et le regret, sauf, bien sûr, lorsqu'il s'agit d'une paranoïa naissante et, dans ce cas, la maladie efface la rancœur.

Soulié de Morant n'a survécu que peu d'années à cette agression brutale qui tue plus facilement quelquefois qu'un infarctus. Pourtant reconnu innocent par des tribunaux qui apprécièrent sa valeur, le maître disparaissait dès 1955, laissant heureusement derrière lui déjà des disciples et quelques notes très précises que ses amis allaient rassembler dans un gros livre qui fait encore autorité en 1993.

Quand le Judas mourut à son tour, Niboyet me dit à l'oreille cette phrase de Caligula : « Le cadavre d'un ennemi ne sent jamais mauvais. » J'ai eu aussi mon Judas, et je sais ce que cela représente de peine et même de rancœur, mais sa paranoïa étant à l'origine de sa conduite, je ne lui en veux plus depuis que j'ai eu la confirmation de son état.

Quant aux autres disciples, ils se mirent au travail et luttèrent pour que l'acupuncture puisse entrer un jour, en tant que véritable spécialité, à la Faculté de médecine. Il y eut de longues diatribes, des essais malheureux, et surtout des luttes intestines entre écoles, peut-être davantage que dans certaines spécialités médicales, pourtant connues pour les dissensions qu'elles suscitent.

Les années passèrent et il n'est pas exagéré de dire

qu'en vingt ans, les différentes associations ont « mis en circulation » d'excellents élèves devenus des praticiens compétents. Au moment des grandes décisions sur l'entrée de l'acupuncture à la Faculté, on s'attendait à des nominations de praticiens entraînés à l'instruction des jeunes générations. Hélas, les autorités compétentes nommèrent des collègues bien souvent peu aguerris pour « transmettre le difficile message », tout s'est passé en dehors des anciennes associations, un peu comme *en catimini*, à quelques exceptions près ; les enseignants capables en ont été écartés.

Lorsque notre chère spécialité eut enfin droit à un enseignement officiel, sans être considérée toutefois comme une spécialité, on espérait une sorte de diplôme donnant un minimum d'avantages, un modeste titre ; il n'en fut rien non plus. Le « diplôme » impliquait trois années d'études, dans quelques universités (dont aucune vraiment parisienne — on ne peut étudier l'acupuncture qu'à Paris-Nord-Bobigny, ce qui laisse pantois !). Nulle « compétence » (même pas celle attachée à la médecine du travail, à la médecine aéronautique ou à la médecine sportive) ne venait sanctionner ces trente mois d'enseignement.

De plus, les anciens dans cette profession, les enseignants qui avaient permis à des milliers de médecins de devenir de bons acupuncteurs, ne reçurent jamais la « reconnaissance de leurs acquis ». Ainsi, notre président, le médecin-général Cantoni, trente ans d'acupuncture, spécialiste de physiologie aéronautique, à l'origine de très nombreuses recherches sur les pouls, les potentiels cutanés, très connu dans ce milieu et en particulier de ses patients, est mort sans que l'on ait bien voulu « reconnaître ses acquis », ne serait-ce qu'avec un diplôme d'honneur. Et il ne fut pas le seul. Ainsi que beaucoup d'autres, bien plus méritants que moi, j'ai fait quelques travaux, écrit quelques ouvrages chez des éditeurs spécialisés (Masson, Fayard) et enseigné depuis 1969, dans toute l'Europe.

Quand j'ai eu vent de cette sorte d'oubli que l'on peut taxer de brimade, je me suis élevé, par écrit, contre ce procédé et je n'ai pas été le seul, puisqu'un président d'association d'acupuncture très connue a même écrit le mot de « trahison », sur une lettre adressée aux responsables.

On m'a alors expliqué, par écrit, que si je ne démentais pas ce que j'affirmais, les conseils de faculté ayant désigné les enseignants allaient me pourfendre. Enfin, il y a eu, devant ces remous, une réunion des « grands chefs », en 1992, pour remettre à certains anciens le petit diplôme « reconnaissant les acquis ». Comme on peut l'imaginer, les résistants que nous étions ont été rayés de la liste, en punition de notre « non-soumission »... Il fallait s'y attendre.

Mais, comme dit encore un de ces fameux proverbes chinois : « Les traîtres souffrent mille morts, le Sage ne meurt qu'une fois. » Nous regrettons seulement que le mérite des pionniers n'ait pas été reconnu.

Tout cela n'a, en réalité, aucune importance quand on sait que nous avons formé pendant des années de fidèles disciples qui exercent maintenant dans la plupart des pays d'Europe, avec succès, et non seulement en piquant des points symptomatiques, mais selon les règles complexes de la médecine chinoise.

D'ici une vingtaine d'années, quand les officiels de l'acupuncture, dans ce pays, auront changé, que cette spécialité aura été vraiment reconnue, avec un enseignement plus conforme à la difficile compréhension de cet art subtil, nos élèves seront devenus des praticiens capables d'intervenir avec très peu de moyens, quelques aiguilles, sur de nombreuses maladies.

Car on ne répétera jamais assez que l'acupuncture, lorsqu'elle est parfaitement appliquée, en tenant compte toujours des préceptes traditionnels même s'ils restent encore pour l'instant mystérieux, peut aider considérablement les malades déshérités, isolés dans les déserts, les jungles et les territoires difficiles d'accès. Là où il est impossible d'acheminer des appareils, des caisses de médicaments, un praticien local peut, avec une poignée d'aiguilles, soulager la douleur, améliorer de nombreuses affections fonctionnelles ;

n'oublions jamais qu'il y a de nos jours encore, au fond des forêts profondes, des déserts, des steppes lointaines, de misérables populations abandonnées et en voie de disparition.

On leur a montré un jour le pouvoir des vaccins, des remèdes, de la chirurgie ; et puis la politique a changé, des roitelets et des factions rebelles se sont heurtés, privant les enfants et les mères de la protection contre la maladie, les soins ont disparu et l'action bénéfique de l'Occident s'est tarie en partie, et malgré les efforts considérables de l'ONU.

Si, dans ce marasme, avec des bonnes volontés et quelques aiguilles manipulées judicieusement par quelques « médecins aux pieds nus », on peut déjà apporter une modeste thérapeutique, simple et peu onéreuse, ce petit geste sera peut-être un catalyseur, un commencement d'aide humanitaire. On saura vite, car le « télégraphe africain » existe toujours, que des moyens simples et un savoir à la portée de tous peuvent être mis en œuvre pour compléter les connaissances médicales locales à base de plantes, et un pas sera fait pour réaliser enfin ce triple vœu qui devrait guider tous les médecins du monde :

« Guérir quelquefois, soulager souvent, consoler toujours. »

DU MÊME AUTEUR

AUX ÉDITIONS MASSON :

Dictionnaire de médecine chinoise traditionnelle, 1984.
Acupuncture, 1986.
Cahiers d'acupuncture :
n° 1 : « Les Méridiens », 1986.
n° 2 : « Les Points », 1986.
n° 3 : « Les Moyens » thérapeutiques, 1986.
L'Appareil digestif, 1988.
Acupuncture clinique et thérapeutique, 1989.
Pulsologie chinoise traditionnelle, 1992, 1993 (2 vol.).

AUX ÉDITIONS MAISNIE-TRÉDANIEL :

Les Grands Sujets de la médecine traditionnelle chinoise :
1. « Le Raisonnement logique en pratique médicale acupuncturale », 1985.
2. « L'Utilisation rationnelle des aiguilles d'acupuncture », 1985.
3. « La Polarité Yin-Yang en médecine chinoise », 1985.
4. « Les Maladies psychiques en médecine chinoise et la musicothérapie », 1985 (en coll. avec Mlle Robert, musicologue).
5. « Les Cinq Éléments ou les interactions organiques », 1985.

AUX ÉDITIONS MAISONNEUVE (Metz) :

Le Massage dans la médecine chinoise, 1969.
L'Acupuncture et l'art dentaire, 1970.
Bioénergétique en médecine chinoise (3 vol.), 1978-80 (en coll. avec le Dr Duron et Ch. Laville-Méry).

AUX ÉDITIONS FAYARD :

L'Acupuncture et l'Occident, 1974.

La composition de cet ouvrage
a été réalisée par Nord Compo,
l'impression et le brochage ont été effectués
sur presse CAMERON dans les ateliers de B.C.A.,
à Saint-Amand-Montrond (Cher),
pour le compte des Éditions Albin Michel.

Achevé d'imprimer en janvier 1994.
N° d'édition : 13441. N° d'impression : 94/007.
Dépôt légal : janvier 1994.